做自己的
心理医生
III

姚会民/编著

天津科学技术出版社

图书在版编目(CIP)数据

做自己的心理医生 III / 姚会民编著.—天津：天津科学技术出版社，
2009.9
ISBN 978 – 7 – 5308 – 5316 – 0

Ⅰ.做⋯　Ⅱ.姚⋯　Ⅲ.心理卫生 – 普及读物　Ⅳ.R395.6 – 49

中国版本图书馆 CIP 数据核字(2009)第 162132 号

责任编辑:刘丽燕
责任印制:白彦生

天津科学技术出版社出版
出版人:蔡　颢
天津市西康路 35 号　邮编 300051
电话(022)23332490(编辑部)　23332391(发行)
网址:www.tjkjcbs.com.cn
新华书店经销
天津泰宇印务有限公司印刷

开本 710×1000　1/16　印张 17　字数 233 000
2014 年 1 月第 1 版第 2 次印刷
定价:32.80 元

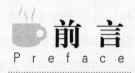

为心灵解惑

现代社会，随着科学技术的发展和生活水平的提高，人们生活得越来越便利和舒适。本应该拥有更多的快乐和轻松，但事实却恰恰相反，人们能够获得的幸福感反而越来越少，随之而来的，是心理困惑和心理问题越来越多。缺少安全感、身心疲惫、力不从心、歇斯底里，不好的感觉总是萦绕在现代人的心头，这到底是为什么呢？

人是生活在具体的环境和人群之中的，就不得不去面对不可避免的人际交往。面对这些事情，有些人并不能得心应手，反而经常会陷入尴尬的境地。越习以为常的事情，越难处理好，该不该借钱给别人，该不该做个老好人，如何去说些善意的谎言……很多人不知道这些问题到底应该如何处理？

生活是烦琐的，虽然很多事情看似无足轻重，不值一提，但是却往往让人分外牵挂。有人在为起一个什么样的名字头疼，有人在为买房子而卖命地挣钱，还有人在为是工作还是考研而犹豫不决，也有人在吃与不吃之间做着激烈的思想斗争……面对无处不在的烦恼，我们又该怎么办呢？

现代社会，可供人们休闲的机会和方式越来越多了，但人们反而更加无所适从，不知道该去做些什么，该选择什么样的方式去放松自己的心灵，而且还很容易过于依赖某种单一的形式。结果，休闲不但不能获得轻松，反而平添了烦恼，成了令人头疼的事情。如何才能更好地进行休闲，使身体和心灵都得到放松呢？

感情的事最让人头疼。自古"清官难断家务事"，男女之间常常纠缠不清。现代社会，生活节奏不断加快，人们在情感方面也加快了步伐，越来越追求新潮，越来越脱离传统，同时也变得越来越脆弱。这时，婚恋问题变得非常突出，人们如何才能从困惑和烦恼中摆脱出来呢？

其实，生活中的我们并不总是光鲜靓丽、风光无限的，在潇洒、自信、干练、豁达、正直、勤奋的面具底下，还隐藏着一个暴躁、自卑、唯诺、自私、狭隘、敏感的自己。正因为心理弱点的存在，我们在心灵上受到了蒙蔽，言行上受到了左右，不能正确地认识现状，进而导致困惑和烦恼的产生。因此，每个人的心中都可能有些不可告人的秘密，比如，有的人喜欢听好话，而有的人总是喜欢说别人坏话等。

再者，很多时候我们还会做出一些不当的行为，如，总是说三道四、不敢讲真话、自我虐待、厌食酗酒等。虽然知道自己错了，但下次还会犯，甚至不知道自己该怎么办，这其实是因为人们没有对自己的行为进行反省和剖析，不知道自己是因为哪种心理才这样做的。

总之，现代人面对着很多的心理困惑，会迷茫、会挣扎、会烦恼，但是也会思考、反省、改变。本书从专家的角度出发，深入分析现实生活方方面面的困惑和难题，揭示其产生的心理原因，并提出合理的建议和方法。希望能够帮助读者更好地认识自己，反思自己，并改善自己，做自己的心理医生，治愈并呵护好自己的心灵。

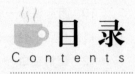

目录
Contents

第一章

现代人的心理困惑——是什么让你这样迷茫

现代社会，随着科学技术的发展和生活水平的提高，人们生活得越来越便利和舒适，但是人们能够获得的幸福感却越来越少，心理困惑和心理问题也越来越多，缺少安全感、身心疲惫、力不从心、歇斯底里，不好的感觉总是萦绕在现代人的心头，这到底是为什么呢？

第二章

人际交往的尴尬境地——心灵的退守与挣扎

　　生活在具体的环境和人群之中的人们，不得不去面对每天都不可避免的人际交往和日常琐事。面对这些事情，人们反而不能得心应手，更多的时候会陷入尴尬的境地。越习以为常的事情，越难处理好，该不该借钱给别人，该不该做个老好人，如何去说些善意的谎言……这些问题无时无刻不在纠缠着人们。

第三章

牵肠挂肚的生活琐事——烦琐中的心理需求与满足

生活是烦琐的，虽然很多事情看似无足轻重，不值一提，往往却是让人分外牵挂的。总有人在为起一个什么样的名字头疼，总有人在为买房子而卖命地挣钱，还有人在为是工作还是考研而犹豫不决，也有人在吃与不吃之间做着激烈的思想斗争……

第四章

休闲中的喜乐与忧愁——心灵的紧张与松弛

现代社会，可供人们休闲的机会和方式越来越多了，这样反而使人们更加无所适从，不知道该去做些什么，该选择什么样的方式去放松自己的心灵，而且还很容易过于依赖某种单一的形式。结果，休闲本身也成了令人头疼的事情，不但不能获得轻松，反而平添了烦恼。

第五章

两性关系中的诱与惑——何以如此意乱情迷

感情的事最让人头疼。自古"清官难断家务事"，男女之间常常是纠缠不清的。现代社会，生活节奏不断加快，人们在情感方面也加快了步骤，越来越追求新潮，越来越脱离传统，同时也越来越变得脆弱，很多关于婚恋的问题使人们感到困惑和烦恼。

第六章

负面情绪的干扰——如何面对并不光鲜靓丽的自己

生活中的我们并不总是光鲜靓丽的，在潇洒、自信、干练、豁达、正直、勤奋的面具底下，还隐藏着一个暴躁、自卑、唯诺、自私、狭隘、敏感的自己。而且，这个自己也时常会展现在公众的面前，使自己的生活充满了灰色，使自己与周围人的关系变得紧张。

第七章

心理上的不良嗜好——说出心中不可告人的秘密

　　每个人的心中都有些许不可告人的小秘密，虽然有时会隐藏得很好，但是它还是会在日常生活中的言行上明显地表现出来，比如，有的人喜欢听好话，这其实是虚荣心的表现；有的人总是喜欢说别人坏话，这正说明了他很自卑，并想以此来讨好别人的动机。

第八章

到底该不该这样做——学会自我反省与剖析

其实很多时候，我们做出了一些不当的行为，如，总是说三道四、不敢讲真话、自我虐待、厌食酗酒等，自己也知道错了，但下次还会犯，甚至不知道自己该怎么办，这其实是因为人们没有对自己的行为进行反省和剖析，不知道自己是因为哪种心理才这样做的。

第一章

现代人的心理困惑

——是什么让你这样迷茫

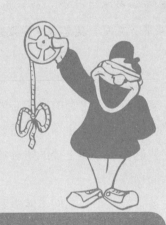

现代社会，随着科学技术的发展和生活水平的提高，人们生活得越来越便利和舒适，但是人们能够获得的幸福感却越来越少，心理困惑和心理问题也越来越多，缺少安全感、身心疲惫、力不从心、歇斯底里，不好的感觉总是萦绕在现代人的心头。这到底是为什么呢？

NO.1

缺乏安全感
——对危险的躲避和对环境的不适应

我总是不相信我的朋友、家人，甚至不相信周围的一切，总是处于一种恐惧之中，对一切都觉得缺乏安全感。因此，我很小心地做事、交友。我怎么才能摆脱这种心理呢?

安全感是人生存的必然心理需求，也是人在世上生存的基本条件。安全感作为一种基本生存心理需要，来自于人对一种环境或者一个对象的认同，我们要从心理上接纳这种环境和对方，而且还能够从对方身上获得一种认同和满足感。

通常情况下，我们不能觉察到最原始的安全感。安全感作为一种原始的内在驱动力，它让我们本能地去躲避危险，如我们看到一条蛇的时候，就会立即跳开，本能地发出尖叫。李子勋认为，原始的安全感我们是意识不到的，而能意识到的安全感已经经过一定内心的修饰，是一种文化层面上的安全感，它受到价值观、信仰等影响，如周围的环境让我们感到不舒服或者我们的信仰受到打击的时候，内心就会出现焦虑和不安，这种不安让我们处于一种担忧之中，会感到有一种威胁存在于自己的身边，不敢向前迈步，我们的精神也受到一定的摧残。而当精神受到打击的时候，人的身体就会产生一些不适的症状。

　　安全感来源于我们对文化的认同，不安全也是被既认的文化所构建的，即你选定的文化氛围、价值观、道德观等。很多时候我们要追寻主流文化，当我们的追求与主流社会不同的时候，内心会出现不安，这时身体也会出现异样，工作和生活已经没有了以往的乐趣，失去了做事情的激情，主观激发的焦虑和不安全感引发了我们的意识冲突，导致对环境不适应，就会觉得处在一种没有安全的环境中。

　　安全感是人生存的基础，无论是在工作中，还是在家庭生活中，我们需要建立自己的安全感。

● 放宽心态

　　安全感来源人的心理需求，被文化修饰了的安全更多的是人的欲望不能满足而带来的失望。所以，我们应该放宽自己的心态，不要对自己有太多的欲望，这样，就会找回安全感。

● 建立信任感

　　安全是建立在信任感之上的，因此，要先建立自己的信任感。先要试着从心理上接受别人，想着这个人是友好的，是值得信任的。然后试着和环境建立一种信任感，如此，安全感就会大大地增强。

● 大胆尝试

　　不要害怕你所做的事情，放心大胆地去做，即使失败了只不过是事情没有做得那么完美罢了，大不了再来一次而已。请相信，天是塌不下来的。

NO.2

想拥有更多
——占有欲和缺乏安全感的体现

生活中，我们总是不停地买东西，总是担心东西不够用，也总是觉得拥有的东西太少，还想拥有更多，有了房想着买车，有了车以后又想更大的房。为什么人们总是不能满足呢？

拥有是人们想占有更多东西的一种心理状态。生活中，当人们闲暇的时候，总会看看家里缺什么，然后赶紧去买；当去上街的时候，也总是不停地买一些东西回来。而且，如今很多人也会花费时间上网搜集各种信息，总是怕错过一些信息。有的时候拼命地交朋友，想拥有更多的友谊。其实，我们的生活已经够好了，但还是不能满足，总想着拥有更多。

人们想拥有更多的东西是缺乏安全感的一种表现。快速发展的生活，紧张的节奏，都使现代人处于一种不安之中。为了获得更多的安全，会拼命地想拥有，似乎占有的愈多，安全感就愈多。其实，这种心理在远古时期就有。在远古时期，由于生产力的低下，人们总处于饥饿的状态，为了能让自己不挨饿，就要拼命地占有更多的东西，因此，获取物品的观念深深地扎根在人们的心里了，成为人的一种本能欲望。尽管现代社会是一个物质丰富的社会，但是，人们还不能建立足够的安全感，在内心深处还是对物质充满了恐慌。所以，人就会不断地买东西，占有更多的东西，信奉只有拥有才是自己的，才是最安全的，也只有这样才能驱走我们对现实的忧虑，看着自己拥有的东西，心里才会踏实。

如今的社会是一个信息社会，人们总是不断关注和收集信息。掌握一些信息后，还想拥有更多，于是，我们对信息产生了严重的依赖心理，一旦信息缺乏，便陷入到一种恐慌之中。信息太多反而成为生活的一种负担，因为信息多了，选项也就多了。选项太多，人们便会无从选择，所以，适度才好。

面对一个物欲横流的世界，人们都会想着拥有更多的东西。但是，拥有更多的东西就能拥有幸福吗？

● 建立安全感

安全感是人获得幸福的源泉，建立自己的安全感是很有必要的。生活中，要学会放松，不要每天都处于恐慌之中，生活不会发生太大的改变，试着用一种积极的心态去生活。

● 合理处理信息

生活中，总是充满了各种各样的信息，面对这些信息，要学会处理，不能让信息左右自己的生活。同时，面对信息，还要学会取其精华，去其糟粕。

● 合理的价值观

生活中，不是拥有越多就越幸福，学会享受生活才是一种幸福，所以，合理的价值观能让你了解幸福的真谛。

NO.3

歇斯底里
——对情绪的诉说和对自我的保护

在一次宴会上，一个朋友突然就像变成另一个人似的，完全不认识我们了，四肢抽搐，目光呆滞，也不清楚他到底在说什么，我们都不知道发生了什么情况，后来听别人说这就是歇斯底里。我不明白为什么会出现这种症状？

歇斯底里来源于希腊文"子宫"一词。原意是"子宫乱窜"。开始的时候认为这是一种女人病，是由于女人子宫受挫而发生乱窜现象。歇斯底里的症状是好好的一个人会突然变得像另外一个人似的，行为异常，四肢抽搐，对自己身边的东西视而不见。心理学家认为这是一种精神异常，对此种病例，心理学家和精神病理学家都做了大量的研究。

有人说："歇斯底里是用自己的身体诉说着自己的心情。"心理学家认为，歇斯底里病的发作实际上是用自己的身体向对方诉说着心情的一种途径，从而达到对自己感情的净化。歇斯底里的女人用这种方式向身边的男人表达着自己长期压抑着的不公平的待遇，女人的大哭、大叫、疯狂都是表现着自己的愤怒。研究表明，容易患歇斯底里症的女人都是那些长期压抑着自己感情的人，她们很少向别人透露的自己的感情，而那些容易向别人展示自己感情和需要或者行为轻浮放荡的女人却很少得此病。换一句话说，歇斯底里就是一个女人钻牛角尖到达一定程度后的所有情绪的总爆发。

日本心理学家宫诚先生认为："歇斯底里症是对自我的一种保护。"自然界中有这样一种现象，当动物们遇到攻击的时候，就会改变自己身体的颜色和形状来保护自己。宫诚先生认为，女人的这种歇斯底里的现象也就包含这一意识。当她们遇到危险或不知道怎么发泄自己的愤怒的时候，就会选择像动物一样，改变自己的身体，通过这些，达到保护自己的目的。因此弗洛伊德说："歇斯底里乃是欲求或者愿望转移到肉体的现象，也就是说，'借着病痛而逃避'。"

歇斯底里是一种常见病，既然是一种病，就可以防止或者减少反复发生。

● **避免发生人际冲突**

无论是自己还是身边有这样的人，都要注意自己的言行，尽量不要让自己和别人发生冲突，因为冲突是诱发歇斯底里症的根源。

● **防止情绪波动太大**

太过高兴和太过悲伤这样波动较大的情绪都会引发歇斯底里症的爆发。为了防止歇斯底里症的反复发作，要学会控制自己的情绪，不要让自己情绪波动太大。

● **培养宽容的性格**

用一颗仁爱的心去看待世间的一切，用一颗平常心去生活，就会减少抱怨和愤怒。而平稳的环境和良好的人际关系都会减少歇斯底里症的发作。

NO.4

力不从心
——压力之下对完美的期望

在别人的眼里，我是一个幸福的女人，工作不错，家庭也不错，而且家庭工作两不耽误，但是，有的时候觉得自己应付不过来，有点力不从心，觉得很累。我怎么才能摆脱这种心理状态呢？

　　一个人的生活动力来源于外界对自己的影响和自己内心的期盼。别人对自己的羡慕和肯定，能增强自己做事情的信心，增加自己做事情的热情；自己内心的期望是前进的原动力，二者有机结合更能使自己的生活美满。

　　外界的影响是能让自己充满动力，但是也会给自己造成一定的压力。有的时候这种压力也是巨大的，无形的。他人的期盼有时是对你的一种鞭策，有时也是一种折磨。因为人都想给别人留下好的印象，当别人对你的印象已经十分美好的时候，你就要维持这种形象，不想出什么差错来破坏这种形象。为了维护好自己的形象，你要拼命地做出别人想象中的那个样子，不能打折。其实，你本质上可能并不像别人看到的那个样子，你很想改变，而又不能，所以你就会感觉很累，觉得应付不过来，有力不从心的感觉。

　　有的时候我们想按照自己的意愿生活，实际上是想让自己的生活遵循自己的内心。把生活想象得很美好，就会按照自己心中美好的生活样子去奋斗，将内心需要得到的满足添加到生活的动力之中，想做好工作，想照顾好孩子，想体贴好老公，样样都想象自己内心的需求一样，一切都想要按照自己内心设计的一样完美。但人的精力毕竟是有限的，当你顾家的时候，可能工作就做不好；当你工作成功的时候，家庭又不完美了。如果想要两方面都达到完美，就会感到很累，想放弃，但又觉得舍不得，就会有一种力不从心之感。

在获得内心驱动力的基础上，接受别人的肯定与赞赏的同时，要学会放松自己，这样才能有充沛的精力，争取美好的生活。

● 不要成为赞赏的傀儡

生活是自己的，累不累只有自己知道，不要成为赞赏的傀儡。对别人的赞赏要心存感激，但是，如果自己做不到的话，也不要勉强自己，顺其自然。

● 生活是有缺陷的

不要对生活抱着太完美的思想，想要面面俱到是不可能的，有些事情只要能达到一定程度就可以了。

● 该放松的时候就放松

当自己不想做得那么完美的时候，完全可以由着自己的性子去做，想放松的时候就放松，不要总是时刻维护自己的形象，你的形象永远没有你的健康重要。

NO.5

寄希望于明天
——对现实的逃避和对自己的不负责任

> 我今天要完成一定量的任务，还在老板面前下了保证，但是，真的做起来，却发现比想象中要难很多，于是学会了拖延，总觉得明天一切都会好起来，把希望放在了未来……

生活中，有的人总是在筹算着要完成多少任务，计划着明天要怎么样，把一切看得都是那么简单，但是真正做起来总是困难重重。有的人为此灰心丧气，自暴自弃，本该完成的计划也最终化为泡影。

很多人习惯把希望寄托给明天，觉得明天会更好，今天过去就过去了，明天重新开始。例如，看着今天要完成的事情，本该能完成的，但是心中厌烦了，就想明天再做吧，明天我一定要完成它。然而"明日复明日，明日何其多，我生待明日，万事成蹉跎。"就是因为总是把希望寄托于明天，才觉得事情做起来特别难。一个总是期盼明天的人是不会按计划完成任务的，也不会有具体的计划的。人如果把什么都指望明天的话，一切都是虚度的。因为，昨天已经过去，不会再来，明天还是未知。人真正能把握的是现在，所以，我们要明白一个道理，未来不能决定自己的命运，能决定自己命运的只有今天。所以，只要我们能把握好今天的时光，一切事情将会变得容易。

将希望给予明天实乃对现实生活的一种逃避，是一种对自己不负责任的表现。生活，就是活在当下，想生活在明天就是对今天生活的一种逃避，不愿承担今天的责任。我们应该明白一点，自己生活在今天，也只能把握今天，所以，我们要拥有"今日事，今日毕"的人生态度。想改变自己从现在开始，明天有明天的事情，也有明天的活法。因此，要学会忘记明天，抓住今天。

明天是需要计划的，但是这种计划并不是说你今天的事情可以不完成。对于今天要完成的事情一定要坚定不移地完成。明天的计划也一定要有灵活性，这样才能确保你准确无误地完成计划。

● 今日事今日毕

要坚定不移执行我们制订的计划。今天应该做完的事情就要今天完成，不要把它放到明天。因为明天还有明天要做的事。养成今日事今日毕的习惯，会使我们受益终生。

● 合理的计划

计划要具有合理性，当我们做计划的时候，要考虑计划是否能完成。合理的计划要留有一定的空余时间以应付突发事件，以避免突发性事件打乱你的计划。

● 良好的做事态度

做事情一定要有个好的态度，态度决定一切。好的态度可能会让所做的事情简单很多。所以，生活中我们要以一种积极的态度对待所要做的事情。这样，按时完成计划就会很容易。

NO.6

拒绝长大
——逃避责任或渴望被爱

> 有些人已经成年，却依然赖在父母的屋檐下，享受着他们的呵护和照顾。而这些人之所以不愿意长大，多是因为他们想要逃避责任和压力，渴望得到更多的爱。那么，怎么才能让他们长大呢？

在我们的周围出现了Kidult一族，即人们所说的"成人小孩"。这个新名词指人成年以后，继续按照孩子的思想观念去生活，并把自己的青春期无限延长，在内心里拒绝当成年人。

法国心理学家让-皮埃尔·布狄奈在《不成熟的成年人生活》中认为："由于成年人的生活中有太多烦恼、压力和不愉快，往往不如想象中那么称心如意，人们自然会更喜欢童年和青少年时代的无忧无虑，希望能保留一些孩子的特权。"成人意味着思想和生活的独立。而这些成人小孩从心理到生活各方面都没有做好准备，有着太多的忧虑。

有些人到了独立生活的年龄，却仍然躲在父母的臂膀下，他们对父母有着情感依恋和经济依赖，害怕独立面对生活的压力，对未来充满了恐惧感，希望回到童年来逃避现实世界。有些年轻人尽管到了该成家立业的年龄，但还是保持不成熟的生活状态；把当前的工作往后推，不愿意确立稳定的恋爱关系，继续保持着儿童时期的各种生活习惯；工作、生活缺乏自主性，总是听从父母的要求；没有独立生活的能力和信心。

其实，这些人除了对童年时代的怀念以外，还受家长教育模式的影响。在这种家庭中，父母可能从小就没有给孩子提供独立生活的空间和独立解决问题的机会，遇到难题，他们总会出面帮助孩子解决，这样就扼杀了孩子的自主能力，使得孩子就像是温室里的花朵，经不起外面的风吹雨打。

心理学家认为，那些拒绝当成年人的人之所以拒绝长大，是害怕自己不再受人关注，他们喜欢成为众人的"中心"，喜欢成为众人瞩目的焦点，渴望有人围着自己转。一旦成为大人，就会失去"被爱"的权利，而且还要承担大人的责任，因此他们拒绝长大。

现实生活中，"成人小孩"的出现给家庭和社会带来了沉重的负担。我们应该接受事实，面对现实，让自己做一个心理健康的成年人。

● 睁开双眼，面对现实

停止一切不切实际的想法，接受现实，不要逃避自己的责任，大胆去尝试自己不愿意做的事情。遇到困难，自己想办法解决，不要拖延，勇敢地跨出这一步。

● 用笔记下自己的行为

客观地对自己的自主能力进行评价，把作为成年人应该具备的各种行为罗列出来，检查自己当前的行为是否符合一个成年人的标准，然后以成年人的标准要求自己。

● 行动起来

给自己定一些能力范围之内的小目标，尽力去完成它，不要拖延。如果感觉自己能力有限，可以向家人、朋友征求意见，然后，正视自己的责任，逐步学会承担这些责任。

NO.7

无端地害怕
——不良预感和害怕糟糕事情发生

总是无端地害怕这害怕那，害怕工作做不好遭老板的批评，害怕他人在背地里评论自己，害怕遇到自己不想见的人，谈恋爱害怕选错对象。总之，害怕的情绪总是如影随形。该怎样才能摆脱这种情绪呢？

害怕是人对已经发生过的事和即将发生的事的心理解构，它就像一种互相缠绕的心理体验，害怕会接连不断，形成连锁反应。人经常会处在一种混乱的心理感受中，总是在预感或求证着一些事，由此，产生丰富的心灵现实。如果产生贫困的预感，就会视钱如命，想尽办法拼命挣钱，以此来减弱对贫困的害怕。再如，对权利和成就的渴望与追逐，即使知道自己不需要那么多，可还是不能克制自己停止追求，事实上这也是一种害怕心理。有些事情自己明明不喜欢，可还是会全神贯注地去做，这也是一种害怕心理，害怕不喜欢的事情给自己带来不好的后果和不良影响。

害怕蟑螂的人，通常会比他人更多地关注房子的屋顶、墙角，凡是蟑螂可能待的地方，都会引起他的高度关注。人总是在寻找的过程中体验着预兆般的恐惧和不安。害怕蟑螂的人通常发现蟑螂的概率比较大，对蟑螂的关注度比常人高。

　　的确，人们通常会有一种对未知事物的征兆感，这种征兆感会引发人的某种观念或行为，因为害怕某些事情的发生，所以他们想尽办法去阻止。但是在阻止的过程中又会引发另一种征兆感，等待着另一个糟糕的观念产生，这样渐渐就会陷入一个循环往复的怪圈。

　　当人害怕一件糟糕的事发生时，精神会变得高度紧张，由此产生焦虑烦躁的情绪，在这种情绪之下，内心害怕的事情往往会很快降临。这就是人们经常说的你越害怕什么就越容易发生什么。其实是人的心理在作祟，越是害怕的事物，人在面对它时越会格外谨慎小心；而由于过度担心，就往往会出错，结果越出错越害怕，久而久之，就陷入了害怕的怪圈当中。

● **把害怕解读为喜欢**

　　把你的害怕心理转变成喜欢心理，努力克服自己的不安情绪，让自己保持轻松的状态，试着用喜欢的心态接受你害怕的事物，把这种害怕转化为你行动的动力。

● **增强自己的安全感**

　　通过做一些自己感兴趣的事来增加自信，自信的人通常会有强烈的安全感，或者把自己的害怕心理通过语言表达出来，寻求家人和朋友的帮助，逐步增强自己的安全感。

● **培养谦卑、隐忍、大度的心态**

　　以豁达的胸襟接受现实，以宽容的心态对待事物的发展变化。同时，要学着发现事物好的方面，以积极乐观的心态面对即将发生的事。

NO.8

从 众
——害怕被孤立而调整自身的观点和行为

> 生活中，我们常会看到这样的情景：大街上有两人在吵架，这本不算什么大事，却引来几个人的围观，几分钟以后，聚集的人越来越多，就连后边行走的行人也驻足观望。为什么人们总是喜欢跟从别人呢？

这反映的是心理学上的一种现象——从众效应。从众效应是指人们自觉不自觉地以大多数人的意见为标准，形成印象、做出判断的心理变化过程。当个人受到大多数人的影响时，就会对自己的想法、行为产生怀疑，随即调整自己，尽量和他人保持一致。这也就是人们通常说的"随大流"。

在生活中，每个人都有不同程度的从众倾向，总是倾向于跟随大多数人的想法或态度，以证明自己并不孤立。研究发现，持某种意见的人数的多少是影响从众的最重要的一个因素，"人多"本身就是说服力的一个明证，很少有人能够在众口一词的情况下还坚持自己的不同意见。

人是群体动物，习惯了群体生活。如果个人的表现与多数人的表现不同，他就会感到孤立，内心就会产生一种无形的压力，感觉到自己脱离了群体，由此变得忧虑和不安。当自己的行为、态度和他人保持一致时，又会产生"没有错"的安全感，自然会感到轻松而舒适。为了不给自己造成心理上的压力，多数人会选择随大流。

此外，不同类型的人出现从众心理的程度不同。通常来说，女性意志薄弱，一般比男性易出现从众心理。如果一个人的性格内向，有着强烈的自卑感，那么他比性格外向、自信乐观的人更易出现从众心理。再者，从众心理的出现与人的受教育程度、年龄差异、生活阅历的多少等有关。文化程度低者比文化程度高者出现从众心理的概率大，年龄小的人与年龄大的人相比，更易产生从众心理，生活阅历丰富的人明显比生活阅历浅的人产生从众心理的概率小。但不管是在学习还是工作中，我们都应该理智地分析形势，坚持正确的立场，不要盲目从众。

● 培养独立思考的能力

理性地对待周围发生的事，不要人云亦云，给自己独立思考的空间，审时度势，不要鼠目寸光。要长远地看待问题，不要为了眼前利益而盲目追随大众。

● 以战略家的眼光看问题

遇到问题要仔细分析，分析这件事情会给自己带来什么样的后果，看看自己是否有承担风险的能力和心理承受力。

● 坚持真理

真理往往掌握在少数人的手中，大众的意见有时候未必是对的。如果经过检验你的观点和做法有一定的合理性，那你就应该坚持，盲目从众只会扼杀人的创造力。

NO.9

初为人母的慌乱
——角色转换带来的不安和忧虑

刚刚做母亲，每天都是手忙脚乱的。听到孩子的哭声，就会感到莫名的紧张；看到孩子幼小的身体，自己却不敢伸手去抱，怕伤到他；每天忙得蓬头垢面，有时候甚至不知从何下手……

女性朋友在变成母亲的那一刻都能感觉自己多了一层责任，内心也充满了恐慌与担忧，不知道怎么样做一个母亲，也不知道怎样对这个幼小的生命负责。

做过母亲的人都能够体会初为人母时蓬头垢面的日子。新母亲在最初的日子首先要完成角色的转换，这是一个角色认同和角色混淆的阶段，母亲既是孩子，也是母亲。此时，新母亲首先要觉得自己已经是一个母亲了，进入到角色之中，生命之中也开始充满母性、温柔与接纳婴儿。这个时期你是完全属于这个孩子的，想着为孩子做好一切，做一个好妈妈。

初为人母并不容易。对于刚生完孩子的妈妈，她们的情感是十分脆弱的，这个时期可能会出现巨大恐慌，患上产后抑郁症，会突然担心，也会突然流泪，心情变得十分沮丧，不知道该怎么生活，也看不到未来的希望，想着自己已经做了妈妈了，再也不是以前的娇小姐了，也即将告别少女的身材，她们的心中可能满是恐惧，但是又不知道如何诉说，继而陷入恐慌之中，憎恶刚出生的孩子。

刚生完小孩子的母亲更容易产生悲观心理。她们担心孩子，担心孩子会出什么事情，担心孩子会呼吸停止等，总要时刻看着孩子才能放心，离开一会儿，这种悲伤就会浮上心头，正如一位专家所说："当她们想到，孩子只有完全依赖自己才能存活下来，怎能不被这些事关生死的问题所缠绕呢？"同时，随着孩子的出生，自己的父母晋升为祖父母，新妈妈就会感觉时光的飞逝，也担心着自己的父母会突然离自己而逝，在她们的心中就会产生一种悲观的情绪。

初为人母不紧张、不恐慌是不可能的，但是要学适应孩子的到来，接受他、享受他，这样才能感受到人间的天伦之乐。

● **坚信自己是个好母亲**

不要担心自己做不好孩子的母亲，谁也不是生来就会做母亲的，既然已经做了母亲，就要相信自己是个好母亲，用一种积极乐观的情绪迎接这个生命，相信自己一定能做个好母亲。

● **不要对孩子过分紧张**

人的生命力是很强的，相信孩子一定能够健康成长，当孩子啼哭时，没有必要马上想着孩子一定是出了什么事情，首先应该想到可能孩子是饿了，我应该给孩子喂奶了。

● **恢复正常的性生活**

有些女人做了妈妈以后，基本上就不想要性生活了。其实，性生活是夫妻间的润滑剂，和谐的性爱能增进生活的乐趣，也会快速摆脱产后不良情绪。

NO.10

身心疲惫
——压力与忧虑的双重折磨

> 我在一家外企上班，每天过着朝九晚五的生活，日子很平淡，但是最近我总是感到特别累，身体好像一直处于一种疲劳的状态，我不知道发生了什么。我怎么才能不再疲劳呢？

劳累是现代人最普遍的一种心理体验。快节奏的生活和过重的压力让人们用尽了体力和精力。弥漫性的精力缺乏和能量缺失的感觉伴随着生活的每一秒钟，很多人似乎已经被慢性疲劳淹没殆尽。慢性疲劳在慢慢地吞噬着人们的健康，磨灭着人们的激情。

疲劳不是生来就有的，而是生活中的一系列外界事件把疲劳贯注在我们身体里，过大的压力和不良的生活习惯之和大于身体和精神的承受能力，健康成为负数，身体开始出现失衡，这时疲劳就找上门来了。工作压力太大，生活的负担太沉重等，这些都可能促进疲劳的产生。乔治·泽古莱兹和克里斯蒂·泽古莱兹两位心理专家认为："制造疲劳的罪魁祸首是你理解和处理生活问题和健康的态度和方法。"他们同时指出，真正解决疲劳感的方式是找出疲劳的根源，找到生活的平衡点，我们是可以变得轻松和乐观的，因为我们能够控制自己的思维，也能改变自己的生活习惯。

除了生活重负给我们造成的疲劳，认知的扭曲也是导致长期疲劳的原因之一。为此，我们要学会向非理性思维质疑。我们要承认自己是一个人，是一个人就免不了要犯错误。认识到了自己，也就能够开始了解产生疲劳的忧虑在哪里，找到根源，把它说出来，让别人知道，这样就能感到自己的忧虑已经被别人分担了一些，疲劳感就会逐渐消失。要舍弃那些过高的欲望。对于想得到的，人们会苦苦追求，所求不得就会感觉到身心劳累。放弃，接受现实，也接受人生是不完美的，在欲望消失的那一刹那，疲劳感也会因此消失。

长期的慢性疲劳会使我们的身体处于亚健康状态。但是，疲劳是有办法对抗的，也是可以消除的。

● 让人生"虚"一点

应该学一点庄子"虚"的思想。淡泊名利，逍遥自在，在繁杂的现实生活中，庄子却能独享内心的宁静，这和"虚"的思想有一定的关系，泛若不系之舟，虚而遨游者也。

● 改正自己的认知

接受自己，也接受他们，存在即合理。要承认人是会犯错误的，但是这不否认人存在的价值。要学会具备李白的思想："天生我材必有用"。

● 加强锻炼

运动能改变一个人的心态，从运动中也能感受到身心愉悦，也会充满自信。对于充满自信的人生，疲劳感相对就会减轻，就能享受到幸福。

NO.11

痛苦成瘾
——为了获得安慰和展现自我

> 我总会在别人面前诉说我的痛苦，如对他们讲我的童年是如何悲惨，我的人生经历是如何曲折。我不厌其烦地跟别人讲这些，有的时候甚至还编造一些痛苦的经历。怎么样才能摆脱这种不正常的心理呢？

人们对痛苦的敏感程度不同，因之对痛苦的态度也就不同。有的人能很快治愈痛苦的伤口；有的人则会留下伤疤，而且还喜欢时时揭开自己的伤疤给别人看看，在别人的同情声中感知自己的存在，形成一种对痛苦的依赖。

童年的无奈经历和不公平待遇都有可能让一个人对痛苦上瘾。童年的时候，如果父母关系不好，对孩子的照顾过于疏忽，也不在乎孩子的感受，这时孩子就会感到孤独，甚至感觉没有人爱自己。在这种环境下生活的孩子，也许就会把这种痛苦的经历跟别人诉说，别人对他的不公平待遇可能会很气愤，并打抱不平，同时，也给予一定的关心和爱，而这种关心和爱正是孩子所需要的。久而久之，孩子会爱上这种感觉，也就会不断地想把自己的痛苦讲给别人，以获得这种安慰，时间久了，就养成了一种习惯，对痛苦也就上瘾了。

　　生活中每个人都有自己的痛苦和无奈，很多人对这种痛苦是不确定的，没有鲜明的体验。但是有一部分人对痛苦有着鲜明的感知能力，也是可以预见的。其实，每个人对痛苦都是有反应的，有些人只是在心里难过一阵子就会消失了，而有些人感觉却一直留在心里，似乎不说出来就会觉得很难受。人又很容易受到环境的影响，遇到可以诉说的人，会马上将这种痛苦倾诉给别人，恢复内心的平衡，他们对痛苦具有一定的预见性，似乎只有将痛苦展示给别人，而且在不必要的时候夸张地展示给别人，才能获得心理上的愉悦感，也会有一种解脱感。可以说，他们对痛苦的诉说意义已经不在于痛苦的本身了，甚至诉说的时候已经不再感到痛苦，只是心理上的一种依赖而已。

　　痛苦是可以倾诉的，因为倾诉是疗伤的一种好办法，但如果你一味地倾诉，如同祥林嫂一般，别人就会接受不了你的倾诉而远离你。

● 写在日记本里

　　有些痛苦是可以写在日记本里的，不需要说给别人。等过一段时间，再拿出日记本时，很多人就会认为那些痛苦的事情在现在看来是很平常的，有了这种心态，痛苦就会少了一些。

● 适当地诉说

　　有些痛苦是可以诉说的，可以选择说给我们的家人，也可以说给自己的朋友。但是，诉说要适可而止，说多了谁都会烦的，因为，你的痛苦有的时候只不过是芝麻大点的事情。

● 学会知足

　　生活如果赋予我们很多美好的东西时，要学会知足。知足才能常乐，学会知足，就会减少对痛苦的体验，也就能感受到别人的爱，也就没有那么多凄苦向别人诉说了。

NO.12

记忆空白
——因情绪紧张而难以记起

> 我想说什么来着，刚才都要说出来了，这会儿怎么就忘了呢？很多人会经常出现这种情况，话到嘴边就是说不出来，这种情况常常使人陷入尴尬的境地。那么该怎么才能不忘记要说的话呢？

我们总是想不起来到了嘴边说的话，心理学上管这种现象叫做记忆空白，也叫记忆卡壳。记忆空白是一种时常发生的心理现象，最容易出现的就是在考试中记不住复习过的东西和忘记熟悉人的名字。

空白和健忘、分心并不一样。健忘是根本想不起来有这回事，分心是集中不了精神，记忆空白是并没有忘记，精神也在高度集中，但是就是想不起来要所说的话，或者记忆中熟悉的东西和事物。如复习了很多遍的数学公式，在考试的时候就是想不起来。见到一个很熟悉的朋友，见面的时候就是想不起来他叫什么名字，很是让人尴尬和无奈。

太紧张的情绪容易让记忆出现空白。如平时复习得很好，也觉得自己已经把该掌握的知识点都掌握好了。但在考试的时候，还是想不起来复习过的东西，而一出考场立马就想起来了。这是因为情绪过分紧张引起的记忆空白。其他的事情也一样，当一个人过分紧张、过分担心的时候，情绪就会影响记忆。此时，可以做深呼吸，保持一颗平稳的心态，以缓解紧张的神经，不久之后，就会想起记忆之中的那些空白。

记忆空白最常见的是忘记熟人的名字。一组调查数据显示，忘记熟悉人的名字最常发生在40到70岁的人身上，他们总是会叫不上来最熟悉的人的名字。心理专家认为这和名字的普通程度有关。他们认为，人们很难记住相似的名称，因为这些名称和以往普通名称相比较而言，没有与其相应的联系、知识、定义等，对别人而言没有什么特殊意义，相当于是一种新的事物和新的名词。而心理专家指出，人不太容易掌握一种新的事物和新出现的专有名词。因为一般人的名字都像一个专有的名字，而且和他们身上的特殊性无关，所以，很容易在别人的名字上出现卡壳现象。

记忆空白常常使我们陷入尴尬的境地，给学习和生活带来诸多的不便，因此我们一定要避免记忆空白现象的出现。

● **缓解紧张情绪**

紧张的情绪容易导致记忆出现空白，当遇到重要的事情时，试着放松心态，缓解紧张的神经。让自己处于一种平和的心态之中，就能有效地减少记忆的空白。

● **把名字和他联系起来**

想记住某人的名字的时候，最好能把名字和本人联系起来，想想他为什么叫这个名字，他的名字和他身上的特征有什么联系，名字有什么特殊含义，这样就不容易忘记别人的名字了。

● **记忆联结**

将某些事情多种部分归为一个整体。如果能把某些事物归为一个整体的话，想不起来要说的部分，就可以通过联系这个事物的整体特征，通过这个整体，就会想起自己要表述的东西。

NO.13

杂乱无章
——凸现自我作用和摆脱束缚

> 我不善于收拾房间，屋里总是乱七八糟的。即使收拾好了，不到一天又恢复了昨日"猪窝"的模样，其实，我挺喜欢干净整洁的房间的。但是我就是改不了我这个习惯，怎么办呢？

房间里杂乱一团，洗过的衣服和没洗的衣服总是搅在一起，鞋子扔得到处都是。生活中总是能遇到这样的情况，或者自己本身就是这个样子的，杂乱无章好像就是生活的本来面貌。

杂乱无章是为了使自己获得安全感，赶走存在于无意识之中的对死亡的恐惧。杂乱无章的生活中总是给人留下生活过的痕迹，乱七八糟是对痕迹最好的证明，有凸显自我的作用。当你看到这些杂乱无章的东西时，就会感受到这些都是我做过的，是我生活过的，这样就能感觉到自己是实实在在存在着的，也能感到自己是充满活力的。

此外，杂乱无章也是一种强调自我的表现形式，他们一般不会改变自己做人的原则和方法，不会主动去收拾乱七八糟的房间，他们觉得这就是自己的本来面目，也不会因为别人的意见而改变。生活中，他们强调的是自我意识，我就是我，不是你。

杂乱无章的房间也是想摆脱父母束缚的一种证明。这可能与幼年时期受父母的影响有关。幼年时期，如果父母是特别爱干净的人，那么有可能孩子长大后就会有杂乱无章的习惯。幼年时期，父母对整洁有特殊的要求的话，他们就会让孩子把房间打扫得干干净净的，而且一切事物都要按照严格的顺序摆放，父母会告诉孩子整齐的房间是社会的要求，是必须要做的。

事实上，孩子也有自己的独立意识，但他们没有办法改变父母，只有通过不打扫房间来向父母挑战，告诉父母，自己已经长大了，不需要父母的管教了。此外，父母强调这是长大后必须要面对的时候，孩子不想长大，就会以不打扫房间来对抗这种成长。玛丽兹·瓦央说："不爱收拾家务说明人们还没有摆脱儿时对别人的依赖，料想肯定有人跟在后面替自己收拾，替自己解决问题。"

杂乱无章给别人带来不舒服的感觉，也会给自己带来麻烦。因此，我们应该避免这种不良习惯，养成干净整洁的好习惯。

● **整理房间也就是整理生活**

我们总不会喜欢乱七八糟的生活吧，整理自己的房间其实就是整理自己的生活，把整理房间当成生活的一部分，想着整齐的房间能给你带来更好的生活，也许就会主动去收拾一下房间了。

● **不收拾房间受惩罚的是自己**

从杂乱无章的房间里找一件东西是很难的事情，有的时候，受到惩罚的是自己。比如，你昨天刚做好的报告，早晨的时候就找不到了，可能当你找到它的时候，你已经迟到了。

● **先学会整理贵重物品**

先从学会整理贵重物品开始，逐渐让自己的房间看着舒服起来。习惯不是一下就能改变的，要从一点一滴开始。

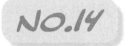

上 瘾

——因缺乏安全感而追求快乐和爱

> 我喜欢上网，每天的时间基本上都是在网上度过的，如果不上网的话，我就会觉得心里难受，不知道该怎么度过这一天的时间，朋友说我的网瘾太重了，但我不知道怎么样才能摆脱这种想上网的心理。

上瘾是指人们对一种事物的迷恋达到了一种不能自拔的状态。如果离开了这种事物，会觉得自己处于一种空虚之中，生活失去了乐趣，只有接触这类事物的时候才会觉得精神振奋。生活中，酒精、香烟、网络、毒品……都会让人产生依赖感，继而开始上瘾。而上瘾总会给生活带来不便，当这些瘾和自己的生活发生矛盾时，只有砍掉这些瘾，才会换回美好的生活。

快乐是上瘾的第一原则。尼克·利森说："任何能给我们带来愉悦的行为——无论是先天的行为还是后天习得的行为，都可能会让人上瘾。"上瘾的人感兴趣的不是上瘾的结果，而是上瘾行为给自己的身心带来的愉悦感，喜欢这种情绪的转变和兴奋。人们对于上瘾行为中产生的快感超级迷恋，如，我们对网络的迷恋，大量的网络游戏和网络色情都让人产生一种兴奋，这种兴奋是高昂的，能驱赶一切不愉快的事情和烦恼，这种情绪对抗了人们不愿意去想的事情，逐步的上瘾则成为心灵中的一种依赖，也成为生活中的一部分，使人难以克制。一种能让我们体验到快乐事情，我们当然愿意无限制地去重复它，如果有人阻止，就相当于赶走了我们的兴奋和快乐。

航天员心理专家王俊认为："产生瘾的根源是爱或安全感的缺乏，成瘾的背后其实是人与人之间的关系问题。"人得以生存的心理条件是能找到生活的平衡点，如果一个人找不到生活的平衡点，就会精神崩溃。生活不可能对每个人都是公平的，在这种不平衡之中，就会觉得没有人爱自己，也没有安全感，所以，有的时候对某事物的依赖就会成为生活平衡的工具，上瘾能帮助我们排除生活中的很多无奈和孤独，如我们可以借酒消愁，借助网络"逃匿"在虚拟的世界中。伊凡·泰里尔说："当他们不能通过事业发挥他们的才能，不能通过健康的方式来获得愉悦时，他们就会尝试从酒精或其他带来不良后果的嗜好中获得快感。"

即使上瘾能让我们产生一定的快感，但是这种愉悦也不是发自内心的，不是健康的。为了我们的健康，就需要戒掉心中的"瘾"。

● **面对现实**

有很多人上瘾是因为想逃避现实，但是现实是逃不掉的，即使你能躲得了一时，也躲不了一世。人总是要面对现实的，突破自我，站起来，谁都能迈过这个坎。

● **抵抗行为依赖**

当自己的行为对某事物产生依赖的时候，一定要想办法克制这种依赖，如对吸烟有依赖行为，当想要吸烟的时候，可以想象一下，那个被烟熏得千疮百孔的肺，或者出去运动一下，还可以吃口香糖等。

● **寻找爱和安全感**

上瘾，是因为爱和安全感的缺乏，因此，要学会寻找爱和安全感，当然，自己也要学会接受别人的爱，当接受爱和施爱的时候，一定要用心去体会这种爱的美好，生活就会多了很多乐趣。

第二章

人际交往的尴尬境地

——心灵的退守与挣扎

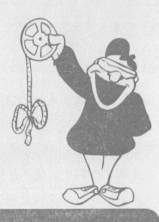

　　生活在具体的环境和人群之中的人们，不得不去面对每天都不可避免的人际交往和日常琐事。面对这些事情，人们反而不能得心应手，更多的时候会陷入尴尬的境地。越习以为常的事情，越难处理好，该不该借钱给别人，该不该做个老好人，如何去说些善意的谎言……这些问题无时无刻不在纠缠着人们。

NO.1

借钱这件难事
——维护友情或显示大方

> 我的朋友总是向我借钱，借了又不还，碍于情面又不好意思向他们要，而我又不好意思不借给他们。为此，每年都损失不少钱，我不想失去朋友，也不想失去太多的钱财，我该怎么办呢？

借钱是个古老而永恒的话题。朋友向自己借钱，碍于交情，不好意思不借，但是借出去的钱有时候就像泼出去的水，收不回来了。不借似乎又有可能影响和朋友之间的感情。借与不借都是让人为难的事情。

在中国人的眼中，能不能借钱，能借多少，是衡量友谊的一杆秤。对西方人来讲，友谊和金钱是两码事，而在中国人的观念之中，借钱和友谊有着直接的关系，能借给你钱的一定是你的朋友，借得越多也就说明你们之间的友谊越深。在人们的观念中拒绝借钱似乎也就是拒绝友谊，友情虽然不是生活的必需品，但是也是人际关系中必不可少的一部分，因为每个人都不想失去友谊，所以当朋友向你借钱的时候，你难以拒绝他，久而久之，就会形成一种思维定式。朋友向你借钱，要是你不借的话，就说明你没有把他当作朋友，友谊也就会中断。

借给别人钱有的时候是为了显示自己的大方。钱在人们的心中占有一定的地位。因此，在人们的观念中，认为能借给别人钱的人，这个人一定是够朋友的，也一定是大方的。所以很多人为了不让别人说自己小气，为了证明自己的大方，为了拥有更多的朋友，即使自己并不想借钱给朋友，也会心不甘、情不愿地把钱借给对方。似乎就是用金钱争得美名，也获得了友谊。但是真正的友谊并不是借钱就能获得的，而是需要一颗真诚的心来构筑的。

借钱是件让人很无奈的事情，借出去的钱不还，让人更觉得无奈。那么怎么对待借钱这件事呢？

● **借钱借急**

如果你的朋友向你借钱，确实有急用的话，你可以借给他，因为人在危难之中总是希望有人能帮他一下。俗话说：借钱借急不借穷，在他人困难之时伸出援助之手，自己的心理也能得到安慰。

● **可以选择拒绝**

如果你感觉到借出去的钱收不回来，而且你还很在乎这笔钱的话，那么找一个理由告诉你的朋友，你不能借给他钱。即使你现在失去这个朋友，总比你在向他要钱的时候失去他要好得多。

● **不要如数借给他**

如果你想借给朋友钱，但是又担心朋友不还，那么你可以选择借给他一部分。如你能借给他多少，而且不还也无所谓，那么就借给他多少。当他不还时，这也是你能接受的，心里也就不会太在意。

NO.2

总做大好人
——麻痹自己并证明自己的存在

> 我总是难以拒绝朋友的请求，可以说对别人是有求必应，有的时候甚至是内心很不愿意去帮助他们，但是，嘴上还是答应他们的请求，丈夫说我是一个老好人，自己也感到很痛苦。我怎么才能拒绝别人的请求呢？

有些人，总是无法拒绝别人的请求，无论是在工作上还是在家庭生活中，甚至对陌生人的请求也会毫不犹豫地答应，用他们自己的话说就是自己不知道怎么对别人开口说不。生活中，他们也总能处处为别人着想，必要的时候还会牺牲自己的利益，别人都称其为大好人。那么如此善良的背后到底隐藏着怎样的心理机制呢？

心理医师尚代尔·阿蒙认为："大好人总是自发地对别人好，本能地为别人着想。每当有人表现出有某种需要，他们就会情不自禁去满足。物以稀为贵，今天的社会，为别人着想的人太少了，大好人认为自己会因此被人赞美和接受。"其实，大好人为每个人着想，也是为了证明自己的存在性，他们自己不知道怎么证明自己的存在，只有通过别人才能证明自己的存在，通过为别人着想显示出自己的价值。四十多岁的阿克就是这样说自己的："我的一生总是在不断证明自己的存在，证明自己的存在具有一定的合理性，为此，我就给自己定下一系列的规定，要对每个人好、为别人着想、给别人帮助……"就是这样，通过对别人好间接地证明自己的存在。

对别人的好也是在麻痹自己的需要。心理学研究显示：大好人在小的时候，家长往往忽视他们的需要，他们没有表现自己的需要的机会，有的时候即使说了出来也没有引起他人的足够关注。就是因为别人从来不在乎他们的感觉，也没有人关注他们的需要，他们会自觉地压抑自己的真实感情，内心的感受是失败的，也因为自己不讨人喜欢而感到可耻和内疚。因此，他们长大后会选择不断地对别人好，来麻痹自己的真实需要。心理学将这一行为称之为自我肯定的缺失。然而这种方式并不能给他们真正带来解脱，而是会使他们越陷越深，这种痛苦会一直折磨着他们。

大好人能给每个人找到位置，但就是找不到自己的位置，所以，大好人应该学会的是给自己一点空间，学会独立，重塑自我。

● **接受自己**

不应该通过满足别人来麻痹自己对生活的需求，而要学会接受真实的自己，了解自己真正需要什么，满足自己的愿望，找回自我在集体中的归属感。

● **了解自己的局限性**

一个人的能力是有限的，不可能满足所有人的需求。所以，了解自己的局限性，学着慢慢对周围的人说不，先从简单的尝试开始，试着改变自己。

● **逼迫自己学会说不**

为什么自己如此累，还要努力地帮助别人，你从中到底得到了什么。大部分是什么都没有得到，除了一句简单的谢谢。那何苦为难自己呢，逼迫自己学会说不，这样可以大大改善自己的处境。

NO.3

留不住朋友
——错误的给予和拒绝

> 我结交了很多的朋友，也拿自己的真心去对待友情，但是我的朋友跟我还是不贴心，甚至一个个离我而去。我明明对他们很好，但是为什么就留不下来他们呢？

生活中，交个朋友很容易，但是维系友情却是一件很难的事情。有的人交友无数，但是却没有一个真正的朋友，他们身边留不住朋友。人在成长的过程中，不仅需要和父母建立良好的亲密关系，也需要拥有友情，友情是生活中的催化剂，能催化出生活中美好的一面。

和朋友相处时，不但要学会给予还要学会接受。经营友情和经营爱情一样，要学会对朋友表达自己心中的爱，还要接受朋友传递给我们的爱。不能一味索取，也不能一味奉献。维系友情长久的基础是平等和真诚，当朋友和自己之间有了一定的差距时，不要觉得无偿地帮助他们，奉献自己的爱，就能维持友谊。其实，这时候你和你的朋友之间就有了隔阂，朋友之间重要的是平等，你一味地帮助他，那么他就是被动地接受友情，时间一长，他会觉得自己的人格受到了侮辱而选择离开。对于朋友不如你的地方，也没有必要处处回避，这样朋友会觉得你看不起他，正因为如此，友情失去了真诚。也不要因为朋友的贫穷就拒绝接受他的爱，认为这是对友情的付出，其实这是对友情的伤害，想要获得友情，不但要学会爱，还要接受爱。

不要刻意地去维护友谊。友情是一个自然变化的过程。当一段友谊开始后，不要急于把友情定位，想着要把友情发展到什么程度，急于把他变成你最好的朋友，友谊需要过程，日子久了，友谊自然也就升温了。此外，每一时期的友情都对应着一种心态和智慧，如童年的友谊主要靠直率和真诚来获得，少年时期的友谊主要靠感觉来获得，只要觉得他人不错，就可能成为朋友，中年时期的友谊主要是靠理性来维系。不要刻意去维护友情，刻意维护的友情如同易碎的玻璃。人生匆匆，注定有些人是要失去的，放开心态，更能获得友情。

友情是美好生活的源泉，我们离不开友情。那么怎么样留下身边的朋友呢？

● 一颗坦诚的心

交友贵在交心，只有相知相亲才是真的朋友。在经营友谊时，一定要拥有一颗坦诚的心，用坦诚的心来爱朋友，同时也用一颗坦诚的心来接受朋友的爱。

● 不要强求朋友的帮忙

有的人认为，真正的朋友是在任何时候都能过来帮忙的，拥有这种观点结交朋友，那么就把友谊涂上了一层功利性的色彩，在困难的时候，朋友伸出援助之手固然很好，但是没有帮忙的话，不要怨恨朋友。

● 交往要适度

适当的距离感是让人觉得最舒服的，对待朋友，不能太过亲密，也不要故意疏远，给自己和朋友都留出一定的心理空间和距离。对朋友真诚大方，热情温和，友谊之树会长青。

NO.4

沉迷于网游
——满足生活中不能满足的愿望

> 儿子一上网就停不下来，甚至打游戏连饭都顾不得吃，一有空就往网吧跑，给的零花钱也都用在上网了，我们是晓之以理，动之以情，但是换来的却是儿子的无动于衷。网络怎么就会有那么大的吸引力？

网络是科学进步和社会发展的产物。网络对现代生活产生了深刻的影响，上网已经成为现代生活中必不可少的一部分了。网络也是一把双刃剑，有利也有弊。网络给人带了方便，但是也带来了一定的问题。有的人沉浸在网络之中不能自拔，一度依赖网络。网络成瘾严重影响着人们的生活，影响着人们的健康。

网络可以补偿我们现实中不能拥有的一切。网络能让人获得超越现实的愉悦感，可以满足我们现实生活中不能满足的愿望。网络游戏中的惊险刺激可以满足人们的冒险精神。冒险是人们的本质欲望，每个人都有冒险心理，只不过现实生活不允许我们去冒险，所以人们就会把这种本能欲望压抑在心里，但是网络的虚拟性给人们提供能感受这种冒险的机会，网络能给人带来强烈的感官刺激，这种刺激弥补了不能去冒险的缺憾，也填补我们生活中的空白和寂寞空虚。同时，网络上的一些色情网页、娱乐信息等，还能满足一些人在现实生活中难以得到的精神满足，而且在这个虚拟的世界不用花费太多的金钱和精力就能获得想要的生活，人们就会乐此不疲，越陷越深，最后完全沉浸于虚拟的世界之中。

网络是获得友情和爱情的一种途径。网友和网恋开始逐步走进人们的生活之中。网上恋情和现实中的恋情一样有着辛酸苦辣，而且现实中不容易获得的爱情在网络上可以轻易获得，这种恋情也不用付更多的责任，不想要的时候，关了电脑就一切都解决了。网络恋情比现实中的爱情更刺激，更具有新鲜感，使人们逐渐产生依恋感，最后就分不清现实还是网络了。

网络在一定程度上可以帮助人们排解压力和化解孤独。其实，这也就是青春期的孩子沉迷网络的主要原因之一。青春期的孩子孤独感比较重，而且总会莫名其妙地惆怅，但是这种孤独又不知道如何诉说。孩子一直沉浸于这种压抑的孤独感中，然而网络的虚拟世界正好成为一种化解孤独的工具。网络给孩子带来了超乎寻常的快乐，孩子身在其中，逐渐形成对网络的依赖，完全进入虚拟世界。

我们的生活已经离不开网络了，网络丰富了现实生活，给生活带来诸多的方便，但是网络也是一把双刃剑。怎么才能用好这把剑呢？

● 不要把网络作为逃避现实的工具

网络只是方便生活的一件有利工具，我们不能把所有情感都寄托在网络之中，借此来逃避现实生活，虚拟世界毕竟不是现实生活，网络只能使自己一时忘记生活的烦恼，最好的选择是回到现实生活中来，学会忘记烦恼。

● 有计划地上网

每次上网之前，给自己订一个目标，想想自己上网是为了干点什么，不要盲目上网，打开电脑就是游戏或者一些其他的，为了能更有效地利用网络，最好制订上网计划，这样既节约时间，效率又高。

NO.5

适度说谎
——自我保护和化解尴尬

对于朋友的邀请，我是不想去的。我可以说我有别的安排，但是，我就是不会说谎，我对朋友说了实话，朋友很尴尬，我也很不舒服。我怎么才能学会说一些无伤大雅的谎言呢？

自古以来诚信就是中华民族的传统美德，很多人把诚信奉为人生准则。说谎是为人所不齿的。但是，如果生活中没有一点谎言的话，这样的生活我们还能接受吗？其实，谎言有的时候有一定的积极意义。在必要的时候，说一些无伤大雅的谎言，能解除人心中的不满，保持友谊的美好。

谎言在生活中到处可见。克劳蒂纳·毕朗说："说自己不会说谎的人本身就是谎话！"其实，人就是生活在谎言之中，我们每天也都在说谎。一份调查研究表明，每个人每天至少要说两次谎言。女人选择说谎是为了保护自我，避开伤害，而男人说谎是为了协调环境和人际关系。

说谎有的时候是为了明哲保身，其实也就是为自我辩护，是自我保护的一种形式。这种谎言大多对他人伤害不大，说谎的目的就是为了不让自己卷进某个漩涡之中。如有的政要人物，不想卷到某场政治斗争之中，可能就会选择说谎，使自己置身其外，明哲保身，实现自我保护，这种谎言对他人的伤害很小，只是想让自己避开这种纷扰。

谎言不一定是坏事，有的时候诚实反而会伤人。如你的女朋友不太漂亮，但是她希望在你心中是漂亮的，当她想知道自己是否漂亮的时候，你实话实说可能就会伤了她，尽管她自己也知道自己是不漂亮的，但是还是会觉得难过，所以，在这个时候，适当地说一点善意的谎言是很有必要，谎言体现了你对她的爱护，你们的关系也会因此更加和谐。其实，在人们的心中，善意的谎言是很受用的，人们也喜欢听善意的谎言。

说谎有时候是自我保护的一种形式，能使自己免受伤害，也能给别人带来一定的快乐，但是凡事要适可而止，学会正确的看待谎言。

● 谎言是保护自我的一种方式

人都要学会保护自我，如果一个人不保护自己的话，谁还能保护你呢。适当的谎言能够使自己免受灾祸，起到保护自我的作用。

● 尊重他人的谎言

如果别人的谎言不影响大局的话，只是为了保护一点自己的面子，没有必要一下子就揭穿他，让他下不了台，所以，即使别人说一些无关紧要的谎言，也要学会尊重他。

● 不能养成习惯

谎言可以说，善意的谎言是有利，但是不能对任何事情都说谎，如果说谎成为我们的一种习惯，势必成为日后的麻烦，所以，要明白说谎也要有一定的度。

NO.6

过于天真
——对他人和世界绝对信任

人常说吃亏是福，生活中有一部分人因为过于天真而吃亏，这种吃亏未必是福反而是祸，因为过于天真会给情感和工作带来祸患……那么，我们怎么样才能避免天真给我们带来麻烦呢？

精神分析学家让-皮埃尔·温特认为，天真的人不是受害者，他们通常有一种受虐倾向，受虐会给他们带来心理上的愉悦感和满足感。格式塔心理治疗家宫泽格·马斯克里埃泽认为，天真的人总是希望被爱，他们在"被爱的希望"中往往会放弃自己原本的人格，去利用他人的人格。这一现象在恋爱中表现得比较明显，女人为了长久地吸引对方，通常会放弃"真实的自我"，以一个"虚假的我"去面对对方，总是天真地以为放弃真实的自我可以让爱情美好且长久。

而另外一些心理学家认为"我"可以分为"作为家长的我"、"作为孩童的我"和"作为成人的我"。前两个我之间是失衡的，但正是前两个"我"促成了"作为成人的我"。这三个我通常是共同作用的。临床心理学家劳丽·豪克丝认为，天真的人会不惜一切代价相信这个世界，因为他们被"作为孩童的我"统治着。天真在这些人的头脑中已经扎根，他们对他人和世界绝对信任，缺乏对自己的理性思考。

天真的人也被称为善良的人和老实的人，这些人总是习惯性地、毫无保留地把自己展示给他人，别人通常会利用这种天真来获取利益。天真的人总是对他人唯命是从，他们根本不去考虑他人的言语、行为是否合理。

天真的人通常生活在一种单纯的环境中，比如家庭优越，父母过分溺爱、娇惯，没有经历过痛苦、挫折等，这些因素会促使他们形成一种观念——世界处处是美好的，没有邪恶，没有欺骗。"天真"一词也常用在孩子身上，孩子的世界是最单纯的，他们没有社会经验、人生阅历，对任何事情的看法都很简单，这种天真是人性最初的美。而"成人的天真"会被人称为"傻"，面对复杂的人际关系，如果你过于天真，只会引来各种灾难。

因此，我们应该改变与人相处的方式，建立自己的思维模式，认清自己的责任，避免因为"天真"而受伤。

如果你存在"天真"的心理，该怎样去克服呢？

● **增强自信心**

试着回想自己曾经因天真而受伤的情景，驱除这种心理阴影，把自己从依赖中解放出来，选择一本关于个性心理发展的书或通过各种途径学习新知识，逐步增强自信心。

● **培养独立意识**

摆脱对家人、朋友的依赖感。试着独自一人去完成一项艰巨任务。在实践活动中培养主体意识，学会独立自主地处理问题。

● **扩大交际圈**

多交朋友，不要让天真限制了自己的交际圈，从不同的朋友身上寻找优点，以弥补自己的不足。努力与自己毫无关系的行业人员接触，学习其他行业的知识。

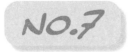

退休后的落寞
——归属感的缺失

> 爸爸光荣地从岗位上退了下来。刚开始的时候，觉得自己有充足的休息时间，是件特别难得的事情，但是一段时间以后，爸爸的情绪特别低落，空虚，无聊……我怎么才能帮助爸爸建立快乐呢？

退休，现在似乎成了人们一种喜忧参半的事情。退休可以让自己的身体得到充分的休息，但是心却遭到了寂寞的袭击。现在社会有很多的空巢老人，他们一个人居住在偌大的房间里，没有什么事情可做，空虚寂寞随之而来，他们一天天变得苍老。

人是一种群居性动物，具有一定的社会性。人可以说是生活在一种关系层面里的。人这种社会属性使人成为一个群体，对于这个群体，人们会有一种归属感，会让人觉得心灵有了一定的归宿。人退休以后，失去工作不会对人的心理造成多大的影响，但是在失去工作的同时，也失去了他们以往所熟悉的群体，他们找不到了这种群体的归属感，归属感的缺失在人的心理产生大片的空白，心理就会觉得空落落的。同时，子女忙于工作，不能及时地去照顾老人，了解老人的感受，老人享受不到子女的爱，也享受不到天伦之乐，心理的这种孤单更会加重，情绪自然会低落。

我们要试着帮助老人调节这种心理，让他们了解到工作只是生命过程中的一段，现在有很多的时间了，可以做一些自己喜欢的事情，如果年轻的时候，有什么没有实现的愿望和兴趣，现在可以将它们完成。同时，子女可以适当地表现弱点，多和父母讨论一些生活上的事，这样父母就会觉得子女还是依赖自己的，自己还是很重要的，自己依然是生活的重心，失落的情绪就会减轻，重新拥有生活的快乐。同时，老年人可以自己找一些适合自己的场所去娱乐，如老年社区、老年俱乐部等，老年人在一起可以畅谈现实的生活，也可以回顾自己的过去，这些都能帮助老年人驱走低落的情绪。

退休是人生的必然经历，面对退休，很多人充满恐慌，无法忍受退休后的寂寞而忧郁自闭。失落是每个人都有的心理，对于一些喜欢热闹的老人更是难以避免的。怎么样才能摆脱失落的情绪，建立生活的快乐呢?

● 培养自己的一些爱好

爱好是驱走寂寞的魔杖。老年人可以培养自己的一些爱好，如书法、绘画、各种球类等，当将心放在这些爱好上，内心的寂寞就会不见了。

● 留一些时间给老人

子女无论怎么忙，都要留一些时间给父母。父母老了，心灵就会寂寞，留些时间陪他们谈谈心，他们会觉得生活还是充满乐趣的，失落感也就会消失。

● 多参加点活动

人在退休以后，多参加点活动，不但能增强体质，使身体健康，还能愉悦心灵，感受到生活的美好。可以出去跑跑步，修剪花草等。

NO.8

收礼送礼
——取悦别人、化解恩怨的方式

> 春节、元旦、中秋、情人节、生日、婚礼等，我们总会收到家人、朋友、同事送的礼物；礼尚往来，我们也会给他人送礼，否则就会愧疚……难道我们就生活在一个收礼送礼的时代吗？

中国人最讲究礼尚往来，当别人送礼给我们的时候，我们也要想着在特定的时候把礼给还回去。其实，"给予的同时也在索取"，坦白地说，礼物也吐露了我们的心声，也包含了我们的希望与期待。因此，礼物从来都不是免费的，就像天下没有免费的午餐一样，天下也没有免费的礼物。那么，为什么还是有很多人热衷于送礼呢？

礼物是一种爱意的表达。生活中，我们不但常见到，也能感受到，当父母想表达他们是如何爱孩子的时候，就会送给孩子一些小礼物；当老公想表达一下对妻子的爱的时候，也会选择送给爱妻一份礼物。心理学家萨缪埃尔·勒帕斯杰认为："礼物是爱的见证，是精神食粮。"即使礼物是爱的表达，也不是无偿的，当把这份爱送出的时候，也希望能收获同样的爱，父母给孩子送礼物其实是希望孩子能够回报他们同样的爱，丈夫也一样。因此，给予就是索取。

礼物是取悦别人，满足自己的手段，也是化解恩怨的有效方式。当我们想和某人有更好交往的时候，或者为了表示你是我值得交往的朋友，往往会选择一些时候，送出自己的一份礼物，使别人高兴，同时自己也从中获得了满足。除此之外，当两个人之间出现了不愉快，一份礼物可能会使两个人的怨恨全无。

礼物还有一种神秘的力量，能增加节日的气氛，改善人与人之间的关系。在重大节日里，一份礼物可能更体现出家庭的和睦，使家人之间的感情更加亲密。在礼物送出的时刻，人们的内心是充满温暖和幸福的。

● 愉悦地接受礼物

礼物是一种爱的表达。当别人送给我们礼物的时候，我们也要能感受到礼物中所包含的爱，重视它。因为它不仅仅是一份礼物，还是一颗爱你的心，适当地表达一下你的感激之情，会让你们之间的感情更上一层楼。

● 选择合适的礼物送人

有的时候，特定的礼物有特定的含义。我们在送礼的时候，就要选择合适的礼物。否则，不但没有起到使人愉悦的目的，还会使人更加反感你。因此，在送礼之前一定要选择恰当的礼物。

● 正确地看待送礼

礼物只是礼物，不要把礼物看得太复杂。比如你的朋友送给你一件漂亮的礼物，你不要想着他是不是有求于你。不要想着礼物背后的目的，可能礼物只是简单的爱意的表达，收起对礼物的怀疑，更能体会到礼物的美好。

NO.9

与父母很陌生
——依赖障碍或将父母神化

> 我总觉得自己的父母不是亲生的，和他们之间就没有太多的感情。其实，父母对我都很好，我对他们也不错，但是，我总觉得自己和父母有隔阂，好像熟悉的陌生人……

陌生感是让人自发地觉得自己和别人有距离，隔着一层什么似的。不管是在空间上，还是在时间上，总会觉得心的距离在拉远。有亲人之间的陌生感并不是什么心理疾病，每个人都曾经体验过，不过是很多人并没有在意罢了。

早年的依赖障碍可能是孩子长大后和父母形成陌生感的原因之一。婴儿在两三岁的时候是和父母建立情感依恋的时候，假如这个时期父母缺席或者父母不能给孩子足够的安全，孩子对父母不能形成依赖，亲子关系就会变得疏松，孩子在心理上不依靠父母，那么孩子长大后就会对父母有一种陌生感。有依赖障碍的孩子和其他人都能保持一种友好的关系，也能正常交往，但是唯独和自己的最亲的人不行，在心理上总会觉得自己和他们是陌生的。

陌生感产生的另一个原因是孩子在心中将父母神圣化了。小的时候，孩子会觉得自己的父母是强大的，是无所不能的，是非常完美的。当孩子长大后，却发现父母其实并没有自己想象中的那么强大，这种认识上的差异让孩子失望，对父母的认识出现了断层，失去了对父母依赖的根，这时，陌生感就会悄然来临。如果孩子上寄宿学校，没有时间和父母重新建立新的认识，这种陌生感就会伴随孩子的终生。

陌生感导致自己和父母之间的关系僵硬化，如果你也能感觉到这种陌生感的存在，说明在你的内心中还是想和父母建立良好的关系的。

那么，该怎么消除这种陌生感，与父母建立好关系呢？

● 多和父母交流

交流是消除陌生感的有效方式。把你的想法说给他们听，有困难或者困惑的时候，咨询一下父母，他们能给你一定的帮助，你也能从中了解到父母的心，感受到他们的爱，在这个过程当中，陌生感会逐渐淡化。

● 父母也是普通人

不要把父母想得太强大，太完美，父母也只是普通人，有着普通人的缺陷和不足。如果把父母想得太强大，认为他们无所不能，当自己看到父母一点缺点的时候，对父母的印象就会发生破裂，产生陌生感。

● 请父母多爱我们一点

如果对父母有陌生感的话，告诉你的父母，让父母了解你心中的感受，也请求父母多爱你一点，来弥补童年时期没有建立的情感依赖。当你对父母有了一定依赖之后，陌生感就会不翼而飞。

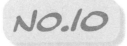

人到中年的困惑
——内心的怯懦和患得患失

> 我今年35岁，正处于人生奋斗的黄金阶段。但是不知道为什么，我总是什么都不想干，觉得人到中年怎么这么累啊。我该怎么度过人生十字路口呢？

人到中年以后，就会有患得患失的心理，想要努力奋斗，又害怕失去现有的，处在人生的十字路口上，背负着生命的重担，上要养活年迈的父母，下要照顾嗷嗷待哺的孩童。在这个人生转弯处，中年人似乎失去了往日的激情，好像也失去了创造力。

人到中年以后，之所以不敢创造，不是因为失去了创造力，也不是因为思维老化，而是失去了对工作的热情，也是因为胆怯了、懦弱了。人到中年的时候，手中总会拥有一点资本，这点资本是多年奋斗的全部心血，中年人最怕的就是失去。所以，对一切都不敢尝试了，因为稍有闪失就得从头再来，而中年人已经没有时间和精力。其实，造成中年人困惑的主要原因在于他们内心的怯懦，以致胆识和创造力都淹没在种怯懦之中，丢失了从零开始的魄力。

事实上，人到中年以后，会碰到很多机遇，如同走山路一样，上山的路有很多条，但是你只能选择其中一条，这一条可能就是决定你一生的路；而如果有众多分叉，你可能会不知道选择哪一条好。站在人生的十字路口上，这时就会犹豫、彷徨，因为害怕选择错误的，害怕错过太多的风景。患得患失的心理会让中年人充满迷茫，而迷茫导致他们对生活和自己都失去了热情和信心，不敢往前迈步，总觉得维持现有的水平就可以了，为了保住自己的饭碗，他们大都会采取观望的态度，或者沿着他人走过的路前进。这也是中年人创造力减退的原因之一。

人到中年，会面临着很多困惑，也会面临着很多的机遇，谁也不知道哪条路最适合自己，只有走过去才能见到路边的风景。

● 梦想改变一切

即使人到中年，也应该有自己的梦想，梦想是一个人奋斗的力量，可以增添你生活的乐趣。梦想也能使人们保持一颗年轻的心，并拥有激情。

● 打破思想的局限

三十而立，四十不惑。当人们到了不惑之年的时候，思维就会变得成熟，人也变得稳重，也不愿意再冒险了。其实，四十依然很年轻，人们应该突破这种思想局限，失败了依旧能够从头再来。

● 勇于实践

人过了而立之年都变得保守了，开始想着手中的一定要保住，有什么新的想法也不敢说出来了，更不敢去做。这样就失去了很多提升自我价值的机会。因此，当有了新的想法的时候，就要有勇于实践的勇气。

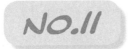

狂恋E-mail
——获得预兆式的体验和精神寄托

肖敏最近疯狂迷恋E-mail，每天早上起床的第一件事就是打开电脑，看看有没有新的E-mail，如果有新的，她一整天都会很兴奋，如果没有，就会很沮丧，对于这种心态，肖敏感到很无奈。怎么样才能摆脱这样的心理呢？

她的这种体验与我们理解的E-mail无关，其实她真正害怕的是内心没有规则。人有时候很奇怪，总是喜欢在一定的规则下做事，没有规则就会给自己创造规则。本来可以随心所欲，却非得给自己制造些障碍来；这反映了人对不可知、无序、不确定的一种恐惧，害怕面对不可知的未来世界，很喜欢把世界想象成非常简单的样子，表现出一种幼稚心理。

有些心理学家认为，疯狂迷恋E-mail是一个预兆式的体验，预兆就是给没有规则的心理制造一种规律。患有强迫症的人喜欢循规蹈矩，他们生怕出什么错，很相信预兆，相信有一股神秘力量在驱使着他们，认为E-mail有一种神奇的力量，它被一种无形的东西操控着。

还有心理学家认为，疯狂迷恋E-mail是一种非理性行为，这些人喜欢被感性控制，喜欢脱离现实世界，喜欢用一种规则来主导自己的生活，长期形成的规律可以使自己心安理得，在心理上获得一定的安全感。同时，有着非理性行为的人通常比较感性，缺乏对现实世界的理性思考。

而另外一些心理学家则认为，等待E-mail是一种精神寄托，可能等待的是亲人的来信，可能是工作中的信函，也可能是爱情的回信，又可能是友情的回信。迷恋它可能源于内心的空虚和寂寞，通过E-mail与对方随时保持联系，有利于及时解决工作、爱情、亲情、友情各方面的问题；通过E-mail可以弥补各方面的不足，它方便快捷，能帮助人及时有效地处理突发事件；E-mail还可以帮助人在工作中有效地与客户沟通，提高工作效率……

但是，如果对E-mail的迷恋达到疯狂的地步，就会给人带来一定的心理困扰。因此，一定要想办法摆脱对E-mail的迷恋。

改变固定的生活模式，不要只按着一种固定模式生活，试着做些改变，比如，早上起床做做运动或者做做早餐，让自己忙于其他事情，这样可以把注意力从E-mail那里移开。

● **制订一个合理的时间计划**

给自己的生活做一个合理规划，具体什么时间做什么事都要详细罗列出来，只要按着这个计划实行一段时间，当生活被另外一种合理的规律打破后，就不会再那么迷恋。

● **调节心理**

让自己变得理性，不要让感性情绪占了上风，清楚认识你的非理性行为，有意识地克制自己的行为。

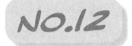

网 聊
——对自我被压抑的释放

> 网络的出现使人类的生活方式发生了翻天覆地的变化，随着互联网的普及，越来越多的人与网络结下了不解之缘，网聊、网游也逐渐流行起来。但网络在带给人们方便的同时，也让越来越多的人沉迷其中。

2005年，中国互联网络信息中心进行了一项调查，结果显示，在9000万网民中使用QQ聊天的达71.5%，网聊已成为人们生活中必不可少的消遣活动。据新浪聊天室《故都西安》上有着多年网龄的网管介绍，聊天室里主要来客的年龄集中在26～45岁之间，也就是说，中年人是聊天室里的主力军。那么，造成这一现象的原因是什么呢？

心理学家研究表明，有两种人可以作为倾诉对象。一是自己的好朋友。好朋友是最了解自己的人，自己的痛苦和压力可以向他倾诉，但是一不小心可能将你的秘密泄露出去。二是陌生人。陌生人不会泄露你的秘密，但是又不了解你，只能充当倾听者。网友正好弥补了这两者的不足，同时又结合了两者的优点，所以人们选择网聊来摆脱困惑，排解压力。

现实生活中，中年人是压力最大的人群。一方面，沉重的家庭负担给他们带来很大的经济压力；另一方面，面对各行各业的激烈竞争，工作上也是压力重重。这个时候，网聊为他们提供了一个倾诉的平台。因为生活中有些痛苦对亲人是难以启齿的，有些压力也不能够向亲人抱怨，但在网络上却可以尽情地向素不相识的网友倾诉这些痛苦和压力，这样既找到了发泄的方式，又可以避免熟人之间的尴尬。

在网络上人与人之间的交往打破了年龄、身份、地域的限制。大家都以匿名的方式出现，不用再扮演现实生活中的角色。人与人之间没有了社会差别，网络里，你不再是单位领导，不再是家中父母，不再是大学教授，不再是学校老师，而只是一个网络世界里的普通人。

的确，在网络世界里，人们可以毫无顾忌、畅所欲言，给心灵以自由，让精神得以解放。有心理专家认为，社会就像"理性的监狱"，人们往往受压抑，而网络给人们提供了释放压力的平台。但网聊只可作为情感宣泄的一种途径，不能沉迷其中，否则会带来一系列的心理问题。

● 积极参加各种娱乐活动

让自己脱离虚拟世界，回归现实生活，可以通过参加各种活动来转移自己的注意力。例如经常参加一些体育活动或者文艺演出，和同事聚餐等。

● 加强与亲人、朋友间的沟通

不要把全部的感情寄托在网友身上，网友只能充当你的倾听者，不能解决实际问题，而亲人、朋友才是最终能帮助你解决实际问题的人，应及时地与他们沟通。他们才是最值得你信任的人。

● 培养一种业余爱好

业余爱好可以帮助你逐步摆脱网瘾，消除依赖心理，渐渐养成良好的心态。因此，闲暇时候，可以听听音乐、下下棋、游游泳、爬爬山等。

NO.13

博客我
——对袒露和分享自己的迷恋

> 我很喜欢写博客，有的时候我会和博客里面的我进行交流，甚至很多时候，我觉得博客我才是真实的我，而现实中的我感觉很陌生。为什么我会有这样的感觉呢？

博客是一个网络的虚拟体，也是一个自我的虚拟空间。博客就像我们拥有的房子一样，在这个房间中也坐着一个我，这个我非现实中的那个我，而是我心中的那个我，即博客我，我和博客我之间相互渗透，相互感应，有时候，我们会在博客我中找到很多现实中的我不曾体验的感受。

博客是我们和现实之间沟通的一种有效方法。博客，作为客体，也是连接我们和自己的一种有效途径。博客就像我们自己建造的一间屋子，我们在这间屋子里面建构自己的内心世界。博客我可以抒写我们平日里不敢流露的真实感受，和现实中的我进行交流，通过博客，进一步印证了我们真实的想法。心理学家赛尔日·斯蒂隆说："每一个人都可以要求有好几个自我，并且根据不同的时间，将某一个自我放到前面。你可以具有多面性，这其中的任何一个自我都不能完全代表你，但是你对它们全都不陌生。"博客我只是其中一个，但是这个可能是最真实的自我。

博客我也让我们分享了整个世界。博客是可以互相观看的，在博客的世界里，分享是最大的乐趣，也是一种大家都认同的价值观。博客是个包罗万象的世界，博客我分享别人的资源，也就相当于我们分享了世界，而分享让这个世界更美好，也使人的精神得到了提升。同时，博客总可分享着别人对自己的观点，使我们能够更准确的认识自己，知道自己的情感需求，也了解了自己的不足，升华了自己的精神世界，也领略了生活的美好，而且这种将自我完全呈现给别人，不设边界的生活方式，让我们体验到了从没有过的放松。博客我让我们发现了我们自己，也让我们的人格更加完善。

博客我能给我们带来全新的感受，也能让我们对自己有一个新的认识，但是我们却不能依赖它，就像艺术来源于生活，又高于生活一样。

● 独立博客之外

一旦对博客产生依赖，就会脱离现实世界，网络毕竟是虚拟的东西。我们是现实生活中的人，不能沉迷于虚幻，因此，博客我在必要的时候也要独立于博客之外。

● 时间观念

上网写博客、看博客都是需要时间的，我们的时间和精力都是有限的，在这投入多了，在那投入就少了。我们还是要生活的，要吃饭的，所以要合理安排时间。

● 有所保留

人还是要有隐私的，无论是写博客还是评论别人的博客，都要学会有所保留，不能肆无忌惮地想说什么就说什么，否则，你将会受到伤害。

NO.14

热衷养宠物
——驱走孤独和无聊，释放压力

隔壁家的小狗真可爱，我也要养一个。我要去给我的狗儿子买一件外衣，谁也不许碰我的狗儿子。如今人人都热衷养宠物，如今的时代好像成了一个宠物的时代……

过去的年代，在农村家家户户都养一些猫猫狗狗，养这些动物的目的主要是想让它们维护家庭的平安。如今，人们养宠物已不再是因为猫能捉老鼠，狗能看家，而是给予它们更多的情感，也对宠物多了一些义务与责任，人们也开始观察宠物的习性，以便更好地照顾和了解它们。

通常人们都认为养宠物是为了驱走内心的孤独，但是通过调查显示，养宠物不仅仅是为了驱走孤独和无聊的情绪，更多的是出于对自己的爱。人类和宠物的关系有很大一部分是自恋成分，说是对宠物的爱，其实也有对自己的爱。著名心理学家伊莎贝拉·比安奇曾说："主人常常谈起自己的宠物：它的特别之处，它在各种情况下的反应，它用什么样的举动来表达它的需求等。这些谈话都围绕一点——我的宠物与众不同。谈自己的宠物，其实是换种方式谈自己，只不过要简单很多。"

释放压力也是现代人如此热衷养宠物的原因之一。随着社会的快速发展，人类每天基本上都生活在高楼大厦之中，和大自然的接触越来越少，人们活动和接触的范围也越来越小，宠物是自然界生物的一种，养宠物让人有接触大自然的感觉。因此，现在人养宠物的越来越多。在养宠物、对宠物施爱的过程中，也转移了我们的一部分注意力，使我们能从紧张的工作中解脱出来，释放了压力。通过与宠物接触，人们就会化解工作的压力，使身心得到很好的放松和调整。

狗的忠诚，猫的可爱，鱼儿的快乐都给我们单一的生活增添了无限的色彩，在动物的世界中，我们投入了对动物的爱，也感受到了动物对我们的爱和它们带给我们的快乐。

那么，我们应该怎么养和对待我们身边的宠物呢？

● 和宠物建立亲密关系

养宠物是为了丰富我们的生活，和宠物建立良好的亲密关系，我们才能释放我们的爱，同时也能感受宠物对我们的爱，更能和宠物友好地相处。

● 也要保持一定的距离

宠物毕竟是宠物，它不能等同于人。有的人对宠物寄托了太多的感情，有的人就把宠物看做人一样，只和自己的宠物交流，没有其他的朋友，这样会导致自己更孤独，一旦宠物出现什么意外，对他来说打击是致命。所以，即使爱宠物也要保持距离。

● 消毒和打疫苗必不可少

宠物身上都是带有病菌的。这并不是说，我们不能养宠物，只不过是我们在养宠物时，要时刻注意消毒，最好不要把自己的宠物放到床上。同时，对于像猫狗这类宠物要及时送到宠物医院打疫苗，以免伤人造成不良后果。

第三章

牵肠挂肚的生活琐事

——烦琐中的心理需求与满足

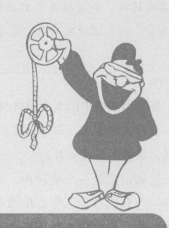

　　生活是烦琐的，虽然很多事情看似无足轻重，不值一提，往往却是让人分外牵挂的。总有人在为起一个什么样的名字头疼，总有人在为买房子而卖命地挣钱，还有人在为是工作还是考研而犹豫不决，也有人在吃与不吃之间做着激烈的思想斗争……

NO.1

住房的价值
——安全的堡垒与心灵的归属

朋友总是给我说他们的房子有多大、装修得有多豪华等。我不喜欢这样，我觉得房子只要住着舒服即可，没有必要担负着过重的房贷。但我依旧不明白，住房的价值到底在哪里呢？

住房历来被中国人看做终身大事。很多人拼命地干一辈子就是为了能有一套自己的住房。房子是家，是爱和亲情的港湾，因此，为了拥有这个港湾，很多人不遗余力。

的确，家是一个庇护所，是疗伤的好地方，能给人一种安全堡垒的心理。当我们有什么伤心的事情的时候，首先想到的是回家。其实，动物也一样，当它们在外面受伤了，会拼了命似的往自己的洞穴里跑，在它们的心中那是最安全的。也只有在家里，我们才能扒开伤口看看到底是哪里受了伤，伤得有多严重，我们也会把伤口给家人看，从中得到家人的安慰与帮助。有人认为家就是城堡，言外之意就是家很安全，在这里能获得安全感。

再者，住房是一种权力的象征。通常情况下，我们都不说自己有多大权力，也不说自己有多大本事，只要说自己的住房在哪里，人们就是知道你处于什么样的社会地位，有什么样的权力，因为住房是人们身份的一种体现。如，某个人说，我住在政府小区，他向别人透露的可能不是"我家住在那里"，而是"我是在政府上班"，"我是个当官的"。古代也是如此，例如现在所说的"白家大院"，"乔家大院"等，在那个时候就是一种权力的象征。因此，很多人为了这种权力的象征，贷款借钱也要买一个好地段的房子，因为有了房子，他们就会觉得有了面子。

事实上，家的主要意义在于它的安全感方面，只要自己觉得舒服，能有足够的安全感，即使是很小、很窄的住房也能营造出温馨和浪漫，也能让家人感觉到温暖和安全。

● 理解家的含义

家就是一种心灵的归属，是人的一种精神寄托，里面有灯光，有爱，有温馨，能给你安慰，使你向往。家既是一泓平静的清泉，也是一座精神的城堡。

● 住房和权利

住房和权力应该是分开的。权力和工作都应该抛到住房之外。家是我们的精神世界，不应该掺杂着功利的因素，家应该是只有安宁、恬静、享受。

● 爱你的家

要学会爱你的家，因为家是心灵的港湾，无论你漂泊多远，最向往的还是家。爱你的家，也就是爱你的心灵。

NO.2

工作还是考研
——现代人的焦虑和逃避现实的借口

> 我毕业已经两年了，在一家外企上班，工作还算满意，但是总觉得学历不够，想去考研，然而，我又担心读完以后，连现有的工作都找不到了。我很犹豫，是考研呢，还是工作呢？

人生路途，总会遇到很多的选择，面对这些选择，我们参照的标准一般都是利与弊，哪方面利多一些，就会选择哪方面。当利与弊同样大小的时候，我们就会出现迷茫的心态，不知道自己何去何从。

工作与考研就像一件忠孝不能两全的事情。对于现代的年轻人来说，工作与考研都充满了困惑。当今的社会是个追求高学历的社会，每个人都希望拥有较高的学历，然而我们的时代也是要求经验的时代，似乎考了研就失去了经验，而要经验的同时，又失去了求学的机会。面对这样的利弊，很多人不知道怎么选择。其实，这些都反映出了现代人的焦虑，得到了怕失去，没有的想拥有，但鱼和熊掌总是不能兼得，得不到就会苦恼，就会有矛盾。

著名心理医生白玲给了我们这样的解答："现在的关键问题是不知道哪条路更加适合自己。看上去'未知的'事情都很多。没有经历过的事情，就难免担心。你是希望通过自己的选择让自己能够走向有前途的未来。解决你的犹豫的关键点是你的把握能力，而不是权衡两条道路的利弊问题。对每个职业人来讲，选择任何道路都有好处，也有风险，人无法改变道路上的问题，但是可以提高自己的应对能力。具体来说，如果上研究生，你未来的工作还处于模糊状态，如果你愿意为之努力，并不断提高自己，这条道路就是你可以把握的，虽然艰辛，但是一定有收获。"

心理专家也指出，考研不是逃避现实的工作，而是对学问和知识的向往。现在很多人不想面对竞争的压力，想逃避现实生活，为了暂时躲开竞争，很多人就会选择考研，以此来逃避现实。这种心理有一定的害处，一方面让自己倦怠工作；另一方面，即使考上研以后，也不会努力学习，因为当初的考研动机就不对。因为这种动机考上了研究生，毕业以后，面临的依旧是自己现在要面临的问题。所以，面对考研和工作，要想想自己的动机是什么，如果真的是对学问的追求，希望自己在学术方面有所建树的话，考研是一条不错的路。

● 了解自己的动机

了解自己考研的动机，如果动机只是为了逃避现实工作的话，那就没有必要去考，因为即使你读完研以后，这些问题还是要面对的。因此，还不如早点面对，早点突破。

● 持之以恒的信心

不管工作还是考研，信心是一定要具备的，这两项都是一场持久战，都需要有一定的精神，不能只凭三分钟热血，选择了就要努力，有付出就会有回报。

● 无关利弊

对于工作与考研不要过于权衡利弊。凡事有利就有弊，当自己面临选择的时候，要证实自己心中到底最爱哪一个，选择你最愿意做的事情，这样你才能对它感兴趣，愿意为之努力。

NO.3

姓名的分量
——自我的识别和寄予内心的愿望

> 人们在给孩子、公司、商店、建筑、宠物等取名字的时候，都会予以重视，既想叫起来好听，又想赋予它们一定的意义。人们为什么这么在乎名字呢？这里面难道有什么玄机吗？

名字是一个人的符号，人们看到你的名字通常就会联想到你的人。好的名字是伴随终身的座右铭，是一种动力，它对自身有着激励和隐喻的作用。

与姓名相关的姓名学是中国的国粹，它来源于古代先贤们的哲学思想。孔子说："名不正则言不顺。"严复说："一名之立，旬月踟蹰。"苏东坡说："世间唯名实不可欺。"先贤们都道出了名字对人的重要性。但在现实生活中，取一个好名字并非易事，再者中国人无法摆脱姓氏的重担，再加上中国是一个人口众多的国度，要取一个超凡脱俗而又无人用过的好名字十分艰难。

生活中，有很多名字就不符合要求。一些刚刚来中国的外国人，缺乏对中国历史文化的了解，随意拿一些新鲜明亮的字眼拼凑起来做自己的名字。乡村的一些农人起名通常附加一个简单的愿望，例如，富贵、发财、大富、福贵等，反映了父母追求富贵和心理满足的简单心理。

再者，名字在不同时代被打上了不同的印迹，但不论哪个时代，起名者都希望名字能给孩子带来好运，虽然因为名字本身并不能决定一个人的命运，但是好名字能给人积极的心理暗示，对人有一定的激励作用。我们现在处于一个姓名自主的年代，人人都有权利追求自己喜欢的名字。无论网络还是现实世界，名字已经毫无等级限制。你的名字可以根据自己的喜好随意更换。例如，在生意场和情场失败的人常常通过改变名字来重塑自信；而有时名字也能够帮助我们走出失败的阴影。但是名字并不是万能的，我们不可过分迷恋。

● **珍爱自己的名字**

每个人的名字里都包含着父母对自己的爱和期望，名字给人积极的心理暗示，名字折射着你的个性和特色，珍爱自己的名字，就是珍爱你自己。

● **懂得自我接纳**

一个自我接纳高的人，通常会在自己的名字里寻找积极意义，从名字中汲取力量，向着目标努力奋进。

● **保持积极进取的心态**

名字只是一个符号，只是人内心表达的一种愿望和精神寄托，它并不能真正决定一个人的命运，因为人的命运掌握在自己手中。因此，最重要的是人们要保持积极向上的进取心态。

NO.4

注重外表
——渴望得到赏识或缺乏自信的表现

很多人每天早晨都要花费十几分钟照镜子，看看妆化得是否匀称，衣服穿得是否得体等，他们时时刻刻都在注意着自己的形象。其实，有的时候他们也很想改掉这个毛病，但是就是不知道怎么才能使自己不这么注重外表？

外表是最先展示给别人的印象。通常情况下，别人了解你也是从你穿什么样的衣服，有什么样的装扮开始的。每个人都想给别人留下一个好的回忆，所以，也就学会了装扮自己，希望自己能有个美丽的外表。

美丽总是会给人带来积极的情感。美丽的外形能给人赏心悦目之感，这种感觉能让人产生兴奋，也能让人情不自禁地去接近你。因为美会让人赏心悦目，也会让自己得到更多人的赏识与良好的评价，从而使心理需要得到满足。人的内心都希望能得到别人的肯定，如果有所缺失，就想要通过外界的弥补来得到改变和修饰，从而达到自己认为的最佳状态。所有人都想将自己光鲜亮丽的一面展示给别人，也都想得到别人的赞美和夸奖，因为太多的负面评价会影响人们生活的积极性，也会让自己失去对生活的激情。

注重外表也是缺乏自信的表现，当一个人缺乏自信的时候，会通过改变自己的外表来建立自信。注重外表的内在动力渴望是对自我的一种肯定，当拥有美丽外表的时候，自己会有一种全新的感觉，内心的愉悦感也会油然而生，自信自然会随之而来；所以说，外表不光是给别人看的，也是给自己的。注重外表也是安慰自己的一种手段，漂亮的外表能使自己感受到一种力量，觉得自己不是一无是处；再者，美丽的外表也是一种生存的资本，有着美丽外表的人对生活的不如意通常会很少。

美丽的外表能给人带来赏心悦目的感觉，也能使人充满自信。但是，我们不能一味地追求美丽的外表，更不能被外表所俘虏。

● 每天一点淡妆

化妆更能体现女性的美丽和气质。可以每天化一点淡妆，这样也不用花费太多的精力，还能培养自己的自信心，感受到生活的美好。

● 得体的衣着

衣着的美丽不在于多么名贵，而在于得体。得体的衣着能使你显出一种和谐美，也更能显示出你的魅力。同样，衣着也能显示出一个人的追求和品位。

● 言行一致

外表的美丽不仅仅是衣着和容貌的美丽，也包含着言行要一致，你的言行要符合衣着，也要符合你的身体，只有这样，整个人才是协调的，才是魅力无限的。

NO.5

没有时间
——选择困惑和速度至上观念的影响

在追求快速、高效的生活中，紧张的生活和工作压得我们喘不过气来，几乎所有的人都感觉自己没有时间。雯时间，时间成了紧缺物质，变得比黄金都珍贵。那么，怎么样才能拥有自己的时间呢？

当今这个时代，很多人都在为繁杂事务奔波忙碌着，几乎天天都在百米冲刺，时间也在不知不觉间溜走了。因此，人和时间的矛盾日益加剧，虽然我们拥有的时间多了，可是感觉时间不够用的人也越来越多了。改革开放三十年来，我们的时间得到了显著增长，人均寿命增长了三年，自由支配的时间也大大增加，实行双休日14年来，每年至少有114天是在休息，一年当中有三分之一时间在休假。可人们还是感觉时间紧张，巴不得每天有30个小时。

随着社会的进步，人们打发时间的方式越来越多，例如娱乐、上网、旅游等；面对多种多样的选择，人们常常处于进退两难的境地。法国社会学家吉拉尔·梅麦认为，这种困惑是一种普遍现象，现代人就像手机电脑一样，随时都处于待机状态，总在消耗着能量。增加了的时间并没有扩大人的自由，反而使人变成了奴隶，有些人甚至患上了时间病。法国心理治疗师布鲁诺·科茨说："那些患了时间病的人总是认为自己很能干，要求自己什么都做好，在各方面都要取得成功。这些人通常在有限的时间里安排自己做尽可能多的事情。"

富兰克林有句名言，时间就是金钱。时间是资本主义发展的核心，人们认为机器转得越快，回报率就越高。大多数人受速度至上观念的影响，即使节省了剩余时间，也不用来消遣，而是做更多的事情。另外，社会服务逐步健全，很多事情和活动不一定按时间顺序发生，使得人忍受挫折的能力越来越差。

我们的生活模式就像体育比赛，总是在追求更高、更快、更强。甚至期许着自己能打破某项世界纪录，总是在不断地超越自我，做一些超负荷的事，为了达到预期目标，常常处于紧急状态中。

时间对我们来说很重要，怎样才能更好地把握时间，既不会被时间搞得疲惫不堪，又不随意地浪费时间呢？

● 有选择性地放弃

重视某些活动、某些事情，舍弃那些不重要的部分，认真考虑清楚，什么对自己是重要的，什么才是最有价值的？不要把"我没有时间"当成一种防御机制。

● 懂得使用速度原则

心理学家朱建军的"速度原则"，就是教给人们如何合理地利用时间，生活中采取低速度原则，低速度可以使人享受到更多美好的东西。而高速度原则是工作中的黄金法则，是企业家的优秀品质，高速度可以使企业获得更多的收益。

● 制订时间表

把自己的生活变成时间表，既要有工作计划，又要有生活计划，还需要有个暂停键。适当的时候让自己停下来做点什么。或者旅游，或者看一部电影，让自己的心灵有放松的机会。

NO.6

抛弃旧物品
——对过去的回避或纪念

> 每次收拾房间的时候，总会找出一堆不用的东西。对于怎么处理这一堆旧的东西，我的唯一方法就是全部扔掉，但是妻子对有些物品是恋恋不舍的。妻说我是个不留恋过去的人，是这样吗？

电子化的祝福已经成为今天生活的一种时尚，谁还会用一个信封给你寄一张贺卡。因此，那些藏在抽屉里的小玩意，都成为我们对过去生活的回忆。几张图片，几行字，都是生命的标志。当这些标志被压碎在历史的车轮之下，有些人会觉得生命似乎也失去了意义，而有些人却相反，感觉终于丢掉了那些乱七八糟的东西了。

旧物品是对过去生活的见证。旧物品多包含了很多成长的轨迹，通过这些旧物品能看到成长的历程，而且在谈论旧物品的时候，似乎又重新过活了一次，这样的情感体验是美好的，人们喜欢这种情感体验，为了能享受到这种幸福的感觉，人们会保留着过去的物品。但是有的人不愿意回忆过去，希望眼前的物品消失，从而避免了以后在生活中接触它们，也就避免因接触这些物品而泛起的情感。这是一种对过去的否定，否定了过去，实则是为了肯定现在，这些否定让我们暂时忘却了那些我们不愿意再重新体验的情感，从而达到对自我的保护，对现在生活进行肯定的目的。但是，这些情感体验并没有消失，而是被我们回避掉了。其实，这是一种消极的生活态度，那些没有消失的情感，也许在我们不经意间再次出来伤害我们。

丢掉是为了更好的怀念。当自己的亲人去世的时候，人们会把他生前用的一些物品焚烧掉，寄托自己对死者的无限哀思。人们把这种哀伤和痛苦一并交给岁月，让流逝的时光承载着他们的希望，让自己哀而痛，继而接受丧失这一事实，让客观上丧失了的物品和亲人永留心间。

把岁月典藏起来，等到渐渐老去的时候再拿出来重新享受一次那些已逝的岁月是一种美；抛弃旧物品，割舍过去，则是对精神的升华。

● **不要通过物品回避自己的感情**

抛弃了旧物品不等于抛弃了感情。物品不见了，其实感情还是存在，对于自己不愿意再回忆的感情，不要选择抛弃旧物品来回避它，而是用心去改变它。

● **给自己留点回忆**

生活不是所有的东西都能抛弃的，有的时候要留一些东西，给自己留下一些回忆。人是情感性动物，有些旧物品可以激起你内心的一些美好愿望，更能享受到生活的乐趣。

● **该舍则舍**

生活中有些东西不能丢，但是有些东西该舍则舍。比如已经失去的恋人，对于他的物品，不要过于留恋，每天睹物思人，触景生情，抛弃这些物品，同时也要用一种积极的心态走出情感创伤。

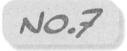

越睡越累
——睡眠焦虑的恶性循环

> 我晚上总是睡不好，白天打不起来精神，而且，在周末的时候，我拼命地睡觉，希望自己能有一个好的休息，但是睡觉不但没有消除我的疲劳感，而且不知道为什么会越睡越累。

现代医学认为，睡眠是一种主动的过程，睡眠能让疲惫的精神得到恢复。睡眠是一种无意识的愉悦状态，能帮助我们贮藏身体里的能量。良好的睡眠既是身体健康的基础，也是提高工作效率的保证。但是现在却发现，越睡会让人感到越累，永远也睡不够似的。

让人感到劳累的到底是我们的身体还是精神。随着社会的快速发展，科技的进步，这些都让我们加快脚步，希望自己能跟上时代的步伐。工作中，我们绷紧每一根弦，希望能抓住时代的脉搏，拼命地想让自己变得更优秀，努力地想把自己变成一个企业的核心人物，因为只有成为核心人物，才能被重用，也才不用担心被淘汰掉，社会的优胜劣汰让我们每天都殚精竭虑，生怕一不小心就会被时代淘汰掉，总是想抓住那些东西，我们的心永远被这些东西纠缠着，每一刻都要把握住它们，甚至在梦中都不愿意抛弃它们，带着这些沉重的负担入睡，很难不越睡越累。

睡眠焦虑症也会让我们感到越睡越累。上床的时候，总是担心自己睡不好或者睡不着，越想睡却越睡不着，这样的心理让我们焦虑不安，使身体也开始出现不适，更是难以入睡，这样我们似乎进入了一种恶性循环的状态，每天我们感觉到身心疲惫，苦不堪言。其实，我们睡不好的原因主要是担忧的事情太多，也可以说想要的和怕失去的东西太多，担心这、担心那，把这些焦虑都放在心上，继而出现睡眠问题，出现睡眠问题后，又开始担心起睡眠问题，想着怎么能克服睡眠问题，在睡觉之前总想着要睡好，这种睡眠焦虑症让我们身心都感觉到劳累，越睡越累。

睡眠是我们生理上的自然需求，因此，为了能让我们有一个健康的身体，拥有良好的心情，我们一定要试着拥有良好的睡眠。

● 睡前一段轻音乐

音乐可以缓解人的压力，也能使人的心态归于平静，睡前给自己放一段轻音乐，会让自己的心灵感受到一种平静，能让自己产生一种睡意，时间久了，睡眠就会得到逐步的改善。

● 一杯牛奶

牛奶中的钾元素能使血液循环保持稳定，继而能促进睡意的产生，也能使睡眠安稳，洗牛奶浴可以有效地改善睡眠质量。睡前一杯牛奶，让你的身心都健康。

● 愉悦的心情

保持一颗平稳愉悦的心情让自己很快进入睡眠状态。生活没有什么大不了的，舍弃那些杂念，不要让生活的烦心影响到你的睡眠，一颗愉悦心的作用是任何药物都不能替代的。

NO.8

受不了食物的诱惑
——满足躯体愉悦刺激的需要

总是喜欢吃很多的东西，又担心自己变得肥胖，不得已就会采用一些措施，把手伸进嘴巴里使劲抠，把吃进去的食物吐出来，心里才会觉得舒服。但是看见食物又开始想吃，总是管不住自己，如何才能让自己摆脱食物的诱惑呢？

食物对人类总是会充满诱惑力的，看到食物的第一反应就是吃掉它。另一面，人们又希望自己保持身材，保持美丽，面对食物时，我们又会告诉自己不要吃它，它会破坏美丽的线条，让你的身体过于肥胖。但是很少有人能抵制住这种诱惑，于是，我们吃掉了那些食物，之后便是自己无限的悔意，立刻采取措施，却伤害了自己的身体。

食物不仅仅是一个人的生理需要，有的时候食物还是化解压力、消除烦恼的一种手段。生活中，也能常见到这样的人，这些人在感觉到压力使自己喘不过气来的时候，就会拼命地吃东西。心理专家称之为"食物安抚。"这些人刚开始的时候可能会觉得吃东西让他们感觉很美好，但是时间长了，他们就会对食物产生依赖心理，只要生活中有些让自己不快的事情，就会选择吃东西，使自己觉得生活是平静的，最后就会养成一种习惯，见到食物就想吃，否则就会感到不舒服，开始管不住自己，陷入到食物当中不能自拔。即使非常饱的时候，见到食物还是控制不住想吃，食物成为他们的救命稻草。

当我们对快乐失去感知的时候，找回快乐的最有效的方法就是让我们的躯体受到刺激，让自己的躯体先感觉到快乐。而对躯体进行刺激的最有效的方式就是吃东西。吃食物的时候能让我们的身体会感觉到愉悦，这种愉悦又刺激着我们继续进食。不断对自己的身体进行刺激，身体就会习惯了这种刺激，就像条件反射一样，久而久之，就会爱上食物，成为食物的俘虏。

食物虽然让我们感觉很美好，但是过多的进食，则会对我们的身体不利，甚至影响我们的正常生活。

● **拒绝食物的诱惑**

可以尽量在家里少放食物。因为没有，吃到嘴的机会就会小得多。不要在办公室的柜子里或者抽屉里放食物，这样就会帮助你摆脱食物的枷锁。

● **正确释放压力**

食物不是缓解压力的有利手段。压力不能依赖食物缓解，要通过正确的途径来克服。比如，和别人交流，出去旅行，甚至一本杂志也可以暂时缓解你生活中的压力。

● **爱自己的身体**

别的事物可能都会离开你，但是只有身体是你自己的，要学会爱护它，保护它。看到食物难以拒绝时，先想想你的身体，如果这些食物会给你带来严重的疾病，如肥胖、高血脂等，想想这些，也许就能缓解你对食物的渴望。

NO.9

父母总想控制孩子
——对孩子的情感牵绊和深层依赖

我是独生子，从小被父母管得很严，大学毕业后我在外地工作，隔几天他们就会给我打次电话，要求我按他们的安排生活，如果不听，他们就非常生气。但是如果完全照他们的话去做，我又觉得实在太累了，真不知道该怎么办才好？

独立自主不但是必须的权利，也是每个人的基本需求。一个人无法自主决定自己的事情是很可怕的，就像思想上的奴隶，没有自由，一切都由别人来决定。

一般而言，在自然状态下16岁以后，孩子开始有自己的主张，并向父母索要一些空间和自我做决定的权利。开始，父母不放心，会亦步亦趋地指导着。但慢慢地，孩子会赢得父母的信任，确立自己在家庭中的位置。到了20岁，孩子开始对家庭事务发表看法。由于孩子总会比父母更能适应现实的社会，结果是父母全方位地接纳孩子是一个家庭的决策人，而不是一个需要被照顾的人。当然，父母由于长期养成的生活方式，尽管让出空间接纳孩子相对新潮的生活，但仍然会有些不适应。等孩子长大离家后，父母回归自己习惯的生活，也让孩子在全新的世界里展翅飞翔。

假如你在离家前总是让父母很操心，那么离家以后父母变本加厉地想操控你的生活就不奇怪了。当然，也会有些特例，有些父母通常还把成年子女当小孩子，他们往往通过威胁或在你心中制造罪过感，如"你怎么会这样自私呢？""如果你真在爱我，必须……"等，这样你不但不能离开还得顺从这种关系，这是一种情感上的讹诈，也是一种操纵他人的强有力的形式。他们知道子女脆弱的地方，知道怎样让子女顺从他们不合理的要求，同时知道子女逃不掉这种关系。在这种关系中成长起来的子女，心里往往有强烈的不安全感，对人的信任度也可能较差，遇到问题老是自责。

有的父母对孩子产生深层依赖，但自己觉察不到，把这种依赖投射在孩子身上，总认为孩子幼稚，依赖着自己。这是一种自我求证的过程，由于父母内心已经先行认定孩子是依赖的，就会从孩子身上看到许多证据。依赖孩子的父母通常有这些表现：缺少自我价值，孩子是他们唯一的价值；不能容忍隐私，包括进入孩子的私生活；习惯替代孩子思考，不允许孩子有自己的主张。通常，这样的父母会感觉，没有孩子，生活就不再有意义。

如果你的父母是这样的话，以下方法可以帮你解决问题。

● 不要和他争吵

争吵会激你说出让你后悔的话，你的父母会用你说的话让你产生罪恶感，并由此控制你。

● 不要马上就答应他的要求

你是不是有这样的经历，在情急之下答应了父母的要求，可是冷静下来才意识到这个要求是没有道理的。所以，无论事大事小，都不要马上答应。

● 干　扰

必须每周定时打电话，告诉父母你最近的生活与身体状况，否则父母会担心得吃不好睡不香。这样，你就主动"改写"了父母打电话的行为意义，从而控制电话会大大减少！

NO.10

出现口误
——因恐惧而出错或太过专注

2009年春节联欢晚会上，主持人董卿的一句"马先生的儿子马季"的口误让她顿时成了仅次于小沈阳的热门人物。当时，董卿并不知晓，还是无意间看到朋友的短信才知道了事情的原委。为什么人会发生口误这种现象呢？

我们每个人都难免会发生口误，一次偶然的口误，尽管听起来并无大碍，但它可能夹带着隐秘的情感。在德国著名的心理学家冯特的研究成果的基础之上，弗洛伊德又对口误进行了深入的研究，他认为，导致口误的最大原因是已经说出的声音可以引发一串声音与字词的联想流。这种联想流通常会被我们心中的意志力压制，但当我们的注意力不集中或者意志消沉的时候，口误就很容易发生。弗洛伊德说："干扰可能来自某一潜意识思想，这种思想只在这一次语言谬误里透露出蛛丝马迹。唯有经过分析的努力才能把它带到意识层面上来；或者它也可能来自一种更为广泛存在，而又同这整句话有矛盾的心理动机。"

华夏心理资深心理咨询师荀焱认为，口误是由恐惧引起的。当人处在精神高度紧张的状态之下时，内心便会产生恐惧感，担心自己出错，这种心态反而导致出现口误的可能性更大。

心理学家认为，所有的口误并不是偶然的，而是被压抑太久的本我突破自我的束缚跃入意识的结果。有些人因为经历过世事沧桑、人情冷暖，或者是童年时代哺育、教育不当，使得他在关键场合词不达意，出现口误。另外，我们所接受的教育过分注重书面表达而忽视了口头表达。

人的口误通常有以下几类：第一是感知错误，每个人都有他的弱点和缺陷，在对事物的感知过程中或多或少地会被假象蒙蔽。第二是比喻错误，在使用比喻的过程中可能将一些重要的信息丢失或扭曲。第三是常识性错误，这类错误与人的生活经验、受教育程度、所处环境等因素有关。第四是无意识错误，这类错误通常是由人的恐惧心理造成的，当人过分专注某一事物或尽力追求完美时，潜藏在内心深处的自我破坏行为就会产生。

口误影响着个人的形象，有时甚至会给自己造成极大损失。因此，我们应该尽力避免口误。

● 提高心理承受能力

通过各种途径缓解自己的紧张情绪，尤其是在一些重大场合，可以深呼吸或做一些让自己放松的运动。

● 说话前深思熟虑

培养自己缜密的思维和良好的口语表达能力，说话前仔细分析自己要表达的意思。

● 总结经验

对自己曾经的口误进行总结，吸取教训，扩大自己的知识面。掌握一定的口语说话技巧，正确使用语言。

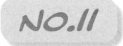

晕 血
——对死亡和杀戮的逃避和恐惧

女儿打预防针时，看到有一点点血在胳膊上渗出来，我就开始感觉到头晕。如果我看到伤口流血，我就会晕倒，我对血的敏感度一向都很高，我怎么才能不晕血呢？

流淌着的鲜血一般不会给人舒服的感觉。相对一些人来讲，流淌着的鲜血对他们来说绝对是场噩梦，当他们看到鲜血时，会全身颤抖，感到身体不适，甚至有的时候会出现晕厥，他们对血过度的敏感。晕血对男性女性都一样，没有什么本质上的差别。晕血是仅次于对动物和寂寞的恐惧的第三种恐惧情绪。晕血的生理表现不是精神紧张，而是血液循环减慢和心率降低，继而出现晕厥。

对死的恐惧是晕血现象产生的心理机制之一。血孕育着我们的生命，我们当然不愿意看到外流的血液，因为血液外流可能就意味着生命的枯竭。求生是人的本能欲望，每个人都有对死亡的恐惧，当血液在我们身体里流淌的时候，就意味着我们有旺盛的生命力。但如果看到血正从我们身体中流淌出来，就似乎是眼睁睁地看着生命的消失，于是人们对血就会有一种微妙的恐惧感。

在人们的观念中，血意味着杀戮。在远古时期，人们为了生存会围杀一些猎物，自然也就会有血流出。从本质上讲，人们是惧怕这些动物的，也不愿意去杀死这些动物，尤其是当动物身体的血液流出，更让人觉得是自己结束它们的生命，良心上也受到一定的谴责。为了逃避这些恐惧和谴责，人类是害怕见到血的，因此，见到血会晕倒也是人的一种正常的心理反应。

鲜血激活了隐藏在人的身体内部的恐惧。这和我们的成长经历有直接的关系，童年的应急创伤会造成我们对血有一定的恐惧感。如当我们在打预防针时，看到血，而且也感觉到了疼痛，此时，在心里就会把血和痛联系起来，留下这样的印象，血是痛的。当我们再看到血的时候，本能反应就是感到疼痛。因此，人就产生了一种恐惧感，这种恐惧感逐渐地被固化下来，所以，一旦受到这种刺激就会产生这种心理反应。

晕血虽然不是什么大不了的病，但是晕血也给生活带来一定的麻烦。

● 放松心态

不要总想着自己会害怕，见到血我就会晕，如果用这种心态来对待晕血的话，恐怕永远也治不好。要放松自己的心态，想着血液也是人体的一部分，和手、脚并没有实质上的区别。

● 大胆尝试

选一些适当的影片看看，先看一些血腥味比较轻的影片，自己感受一下，然后逐步加深，看一些暴力的血腥场面，最后，可以选择到医院大胆的尝试，也许，就在你的大胆尝试中解除了对血的恐惧。

● 训练自己的肌肉

晕血和肌肉有一定的关系，可以选择训练收缩肌肉改变晕血的习惯。开始做一些简单轻松的练习，让自己的心保持一种平稳的状态，然后想象自己的身体有血液流出，当有不适的感觉出现时，活动自己的手、脚，使自己的血液加速循环，以缓解晕血的症状。反复练习，增强自身的适应能力。

NO.12

白日梦
——超越自己和自我治疗

买彩票的人时常会有这样的幻想：如果我中了大奖，我要买别墅、买车；工作繁忙的人时常幻想：如果不用工作轻轻松松就有钱花多好；学生们时常这样幻想：如果每天都是星期天该多好。人为什么就这么喜欢做白日梦呢？

人们通常认为白日梦浪费时间，而心理学家并不这样认为。研究发现，人常常把一半的时间花在白日梦上，白日梦能帮助人实现自己的目标，使人看到自己内心深处的希望和恐惧。明尼苏达大学心理学教授埃里克·克林格认为，白日梦提前规划着人们的生活，提醒人们即将发生的事，在审视过去经验的同时，给未来做着计划，帮助人们熟悉新环境。

任何事情都可能引发白日梦，一句话，一首歌，一段文字……白日梦通常持续14秒钟。再者，白日梦和人自身的目标有关系，不同职业、性别、年龄的人做着不同的白日梦，而白日梦也通常会偏离我们所处的环境，人们更容易接受来自潜意识里的信息。另外，白日梦还反映了人对自身形象的在意，希望得到他人更多的认可。

一般而言，白日梦有两种主题：一是征服世界的英雄，二是遭受痛苦的苦难者。男人通常喜欢做第一种，这反映了男人想要控制自己，超越自己的心理。他们白日梦里的主人公要么功成名就，要么战胜邪恶和恐惧，都是一些英雄人物的伟大形象。而女性往往做的是第二种白日梦，她们喜欢沉浸在感情之中，这种白日梦里的主人公大多是曾伤害过自己或与做梦者有过冲突的人。在梦里这些人会为自己过去的行为悔恨不已，并通过忏悔来获得心理平衡。

再者，白日梦本身会产生疗效的作用，它能令人放松，可以给人带来安全感和愉悦感，帮助人们更好地应对生活中的各种困难。心理学家史迪文·林恩研究发现，爱做白日梦的人更善于调整自己，更容易产生创造力。耶鲁大学心理学教授杰罗姆·辛格发现，爱幻想的儿童能更好地控制自己的行为和情绪，有很强的移情能力。

但有时候，人总是沉迷于消极的白日梦中，心情抑郁、失落、沮丧，极易处于恍惚状态，给生活和工作带来诸多不便。因此，我们应该避免白日梦带来的消极影响，让白日梦发挥好作用。

● **积极联想**

幻想一些美好的事物和场景，让自己保持好心情。放飞心灵，任思绪自由翱翔，引发丰富的联想，激发人的创造力。

● **调节心理**

听一些舒缓的轻音乐，或者什么也不听，让心灵恢复平静。

● **自由幻想**

顺畅地呼吸，不要刻意去想或不去想，让大脑中出现的想象自由地聚来与散去。

● **按摩训练**

轻轻地按摩头部、面部，特别是眼睛周围和太阳穴，让大脑以及整个面部放松。

NO.13

算 命

——短暂的心理安慰和自我求证

> 几年前，新婚不久的我在大街上见到一个算命的，他说我会与丈夫离婚。我当时很气愤，因为我与丈夫感情很好，当时觉着根本不可能离婚，但是现在却印证了算命师的话。我离婚是因为算命的算得准吗？

算命是普通大众的一种需要，通常情况下，人对算命是半信半疑的。但是，当遇到了人生的某种压力、劫难、灾难等无法解释、无法排遣的困扰时，就需要帮助，需要指点，就好像病人需要治病一样，需要某个智慧者来指点迷津，这个时候，算命就成了一种解决方式。

算命有时是一种心理安慰，但安慰的作用是有限和短暂的，它与心理治疗完全不同，算命师也绝对不能代替心理医生。心理医生通常是个好的倾听者，能够让病人成为或者重新成为命运的主宰。而算命师刚好相反，他涉入你的生活，甚至像无处不在的母亲，试图监管你的生活。算命师给很多人的感觉是，他能够掌控人们的未来，或许这不是算命师的本意，但对被算命者来说却是致命的。因为这会让被算命者更加消极，对未来感到更加无力。

在近三万人的网络调查中，93.13%的人算过命；中国科协做的一项全国调查表明，有四分之一的人相信算命。相信算命的以女性居多，原因在于女性更加感性，进而就会更多地容纳感性的东西，也更与自然接近。

认为算命很准，可能有两个原因。第一，是人的自我求证的需要。人们对自然的直觉感知，都存在于内心深层，因此被压抑，但在内心深处会很容易找到与算命匹配的信息，这种信息就是一种心理暗示。第二，心理学家曾经做过这样一个人格测试：让参加测试的人们选择最符合自己的人格描述，有自己的，也有他人的，还有几百人的共同体验的平均值。最终，有87%的人都选择了平均值，这是由于它适用于大部分人，而且是一些得到普遍认同的人格特征。算命结果也是如此，它是普遍性的信息，是人们共同经验的描述。因此，算命并不在于是否准确，而在于它的叙述和答案几乎是人人可以经历到的。

心理治疗师说，算命师的话是否有影响，并不取决于算命师，而是取决于被算命者。算命师只是挣钱而已，而且是好话坏话两头说。人的命运是人与环境作用的结果，有必然和偶然的双重因素，到底有怎样的命运是极难预测的。算命是无法得知我们的命运的，只有伟大的行动才是改变我们命运的力量，也就是说，命运是掌握在我们自己手里的。

● 抵制不良的心理暗示

心理暗示通常都发生在潜意识里，而你往往不知道。如果你算过命，算命师的话很可能会自觉不自觉地影响你。因此，对自己一定要充满自信，要相信自我的力量，尽量少受不良的心理暗示。

● 只相信好的

算命结果只相信好的，不好的就不要相信，让算命帮我们导向更积极的生活。

第四章

休闲中的喜乐与忧愁
——心灵的紧张与松弛

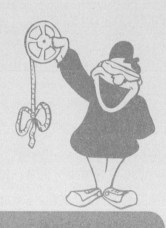

　　现代社会，可供人们休闲的机会和方式越来越多了，这样反而使人们更加无所适从，不知道该去做些什么，该选择什么样的方式去放松自己的心灵，而且还很容易过于依赖某种单一的形式。结果，休闲本身也成了令人头疼的事情，不但不能获得轻松，反而平添了烦恼。

NO.1

减 肥
——对自我的否定和对理想身材的向往

> 很少有人会对自己的身材满意，即使在外人看来已经很瘦、很苗条了，但是还是忍不住说自己胖，想尽办法让自己更瘦。为什么人们会对"瘦"如此的热心呢？

现代社会，多数人的审美观念是越瘦越好，尤其是女人，都在幻想着拥有苗条的身材，因此她们也在为自己心目中的"理想身材"而努力奋斗着。我们都知道，与人的身材关系最密切的就是遗传基因，基因的种类不同，人的身材就不同。再者，饮食习惯也影响着人们的身材，不科学、不合理的饮食习惯会导致人体发胖。除此之外，还有人的心理在作祟；人们总是习惯在自己心里构建一个"理想身材"的形象，而且时时以"理想身材"这个目标来要求自己，不管自己多么瘦，还是觉得不够瘦。其实，人们心目中的理想身材根本就没有明确的界定，在每个人的意识里对胖瘦有着不同的定义。

心理学家认为，人们通常看到的不是自己的本来面目，他人的评价和我们内在的自我形象决定着我们的眼光。他人的评价影响着我们对自己身体的满意度。为了自我感觉良好，人们总是苛求自己。而内在的自我形象又左右着人的心理，如果一个人梦想成为某一类型的人而又无法实现时，他会无意识地让自己在体型上符合那一类人的形象。而人的身体是一个统一的整体，有些人感知到的只是身体的各个部分，他们只是对身体的个别部位满意，对自己不满意的部位总想通过各种途径去改变（例如减肥、整容等），以达到自己心目中的理想形象。

心理疗法专家伊丽莎白·马丁认为："当人们能接受自我的时候，身体就很容易发生变化。肢体变得柔软，步态则更从容。神奇的是，那些我们绞尽脑汁想要减掉的赘肉开始不见了，以前毫无效果的节食也开始生效了。"所以，接受自我也是减肥的一种有效办法，只有在心理上接受了自己，身材才可能向理想的境界转变。这也就是心理学上说的"心理暗示"，积极的心理暗示能够使人发生改变，而消极的心理暗示通常会给人带来不良后果。但生活中，人们总是对自己的身体产生消极的心理暗示，所以，对减肥效果总是不尽如人意。

在体重上，我们天生就是不平等的，不能因为过分追求完美身材而迷失自我，要相信健康是最重要的，这就需要我们树立积极健康的心态。

● **正视自己的身体**

不能太在意别人的看法，应该正视和珍爱自己的身体。不能因为自卑心理或身体上的一点小缺陷而盲目减肥，否则，会给心理和生理带来巨大伤害。

● **选择正确的减肥方式**

减肥方式有很多，要选择适合自己的。比如有的人适合通过跑步来减肥，而有的人通过做瑜伽则能够很好地达到减肥的效果。

● **制订科学的减肥计划**

不能盲目减肥，要根据自己的体重、身体素质、饮食量等制订科学的减肥计划，不能急于求成，更不能忽视身体健康。

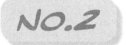

整 容
——对美和时尚的追求和随从

小芳上周刚去美容院给自己的鼻子做了手术，让自己扁扁的鼻子高挺了起来，这周又打算去美容院给自己的眼睛做手术，小芳似乎有做不完的整容手术……

爱美之心，人皆有之。女人似乎天生就是为美丽而活着的。女人关注美丽就像关注自己的生命一样，永无止境。随着时代的发展，以往对美丽的认识，如漂亮的大眼睛，高鼻梁，白嫩的皮肤已经不再是现代女性所要追求的内容了。现代女性对美有一种新的认识，如追求时尚、性感等。其实，美应该是源于自身的和谐，只要自身和谐，匀称就是一种美，一种自然的、优雅的美。

现代女性整容的原因很多。但是主要原因有两个。其一，现代大多数女性认为，漂亮是留住爱情的资本。在女性心中，男人大多数是爱漂亮女孩的，没有美丽就留不住男人的心，所以，为了能拴住自己老公的心，就要一次次地去美容院，让自己的青春常在。

其二，现代女性认为，美丽可以换来财富。从某种角度上讲，这种说法还是有一定道理的，美丽的确能缩短一个人的奋斗过程。一个普通的女孩，通过医生的美容手术刀，就会使自己变得漂亮，可能会给她以后的人生之路带来一些方便。明星的整容可能会带来更多的经济利益，让人更喜欢他。随着社会的发展，整容已经势不可挡地走进了我们的生活，在不经意间改变着我们的生活。

人是一种群体性动物，具有社会性，那么在人们的心中就会有一种自我认同感。人在成长过程中，总是要经过一个认同期，即自我认识和自我接纳。这个时期如果对自己的相貌不满意的话，在成年以后很可能选择去改变自己的容貌，去做美容。但是做完手术后，要重新接受自己，认识自己，这就需要一个过程，在这个过程中，家人要尽可能赞美一下整容者，让他尽快接受自己的新面貌。

整容不管是为了自己，还是为了别人，在整容之前，都要仔细斟酌，不能仅凭自己一时的感觉。生活中也不乏因为整容而使自己受到伤害的女人。曾有这样的例子，一个女人整容以后兴高采烈地回了家，结果老公不能接受她，幸福婚姻也就因此而受到影响。所以，面对整容，我们要三思而后行。

● 对美丽要有正确的认识

人人都渴望拥有美丽，其实，自身的和谐就是一种至高无上的美丽，和谐匀称的身体、健康的气色都是一种美。对美有正确的认识，我们就会发现自身的美，从而减少去美容院的渴望。

● 培养优雅的气质

美丽不一定就是拥有漂亮的外貌，一种优雅的气质也是一种美丽，而且更是一种经久不衰的美丽。气质可以经过自身的培养形成，一种高雅的气质，就是一道永恒的风景。

● 自信是一种无形的美

自信会使女人的内心丰富多彩，使女人外貌也看起来神采飞扬、格外动人，即使不漂亮的女人充满自信让人也能感觉到她的美丽。当女人真正具备自信而张狂的内在美时，也是很吸引人的。

NO.3

痴迷足球

——满足归属感并获得快乐

看足球比赛，你把频道给我调过来；今天是阿根廷队对决巴西队，早点下班吧，好回去看电视。一到六月份，那些热衷于足球的男人们总是期盼着那一场场比赛，足球如此大的魅力来源于哪儿呢？

在如今高度文明的社会中，人们要处处遵循现有的规章制度。足球的世界就像是他们逃避各种法律规章最后的避难所，足球对他们来说更是一种精神寄托。足球的世界是唯一男人的世界，这一微妙的细节，让他们内心感觉到最原始、最纯真的快乐，这样就不难理解为什么那么多的男人如此疯狂地爱上足球。

身份感和归属感是人类的基本需求，足球运动恰恰满足了人们的这种需求，当大家都坐到一起观看比赛时，这些人有着一样的感受，大家都有一样的身份，就是大家都是球迷，这就是一个集体，我就是集体中的一员，这种集体感消除了人们在社会中地位的差异。在足球的世界中，大家可以一起大声唱歌，可以一起发泄不良的情绪，甚至当自己支持的一方失败后，还可以一起破口大骂。正如李旭明所说："除了在足球的世界里，你在哪里能够和万人凑在一起，大声唱歌，开怀大笑，一起辱骂对方球队？"事实正是如此，足球让大家拥有了同一身份，我们和我们支持的球队一同悲伤，一同快乐，足球是我们的根，这种集体的归属感唤醒了对身体的感觉，这让每个人都觉得自己是属于这个团队的，是融合为一体的，在彼此的眼中都能看到对方的影子。

足球屏蔽了文明的界限，能给人最原始的快乐。在足球场上，男人可以脱下文明外衣，用最本真的面貌见人，可以毫无顾忌地放纵自己的感情，男人们可以大喊大叫，痛哭流涕，相互拥抱，也可以捶胸顿足，甚至可以放声大骂对方球队，这里没有文明的束缚，想怎么快乐就可以怎么快乐。此外，足球宣泄了男人们对生活的所有不满，男人们生活中不能流露的情感，在足球的世界中可以毫不掩饰地流露出来，发泄出来，这些都让男人们感到无比快乐。

球迷们感受着足球的快乐，悲伤着足球的悲伤。有人说："足球是一种永远无法满足的激情。"但是生活不能光有足球，还要理智地看待足球。

● 感受足球的真谛

足球是一种娱乐活动，从小处讲，它能使人们身体健康。从大处讲，它能增强一个民族的体魄。观看足球时，输赢必然是常有的事，不要因为一时的输赢，就心生怒气，谩骂自己支持的或者对方球队。

● 和妻子一起观看

很多妻子抱怨丈夫要足球不要自己，其实丈夫可以试着和妻子一起观看，可能开始妻子并不习惯，但是你可以慢慢地向妻子介绍一些球员，跟她讲讲足球规则，可能不久妻子就会接受足球。

● 了解足球文化

每个国家都有不同的足球文化，多了解一些足球文化有助于你更好地理解足球，感受足球，也有助于你了解各国文化的差异，爱国感也会有所增强。

NO.4

疯狂购物
——调节情绪，释放压力的方式

> 只要一上街，回来的时候总是提着大包小包；有的时候生气了，就会把平时想买的东西都买回来；或者压力太多的时候，就会出去疯狂购物，买回来的东西多数都用不上，但是还是控制不住。

无聊和生气的时候，到商场里进行一次疯狂的消费似乎能化解人们心中对生活的不满。心理专家指出：每个人都可能有消费冲动，有冲动购物的欲望，大多时候，我们是用这种方式来调节自己的负面情绪，释放生活赋予我们的种种压力。对于购物，存在着不同的心理机制。

强迫性购物。当自己心情不好的时候，就会选择出去购物。研究表明，人在购物的过程中享受到的快感能使购物者暂时忘记自己的压力、紧张或者是愤怒。 当我们出现在商场的时候，我们是主人，这时候的我们正在主宰着自己的命运。同时，人们在购物的时候，销售员对自己的赞美和夸奖可能让我们找回丢失的自信，这时候自我感觉很美，所以，当心情不好的时候，很多女孩子就选择去购物，在购物的过程中将自己的不良心情释放掉，慢慢地就会爱上购物这一活动。

购物是对不良情绪的宣泄。当一个人感觉到苦闷无聊的时候，可能就会选择去购物，通过物质来刺激自身的感觉，以此来证实自我的存在性，增加生活中的乐趣和价值。有的时候更多是对现实生活的逃避，有些人无法改变自己情绪时，会用购物来掩盖生活中的巨大压力，使它暂时压在心里，看不到它，可能就会暂时忘记痛苦，觉得生活还是美好的，但是这种情绪实际上并没有消失，只是隐藏起来了，当有外界的刺激时可能就会爆发出来。

无理智的购物，即冲动型购物。本来上街是打算什么都不买的，但是看到那些琳琅满目的商品，就会心动，然后说服自己买这些东西，觉得自己应该买。其实，这就是通过购物使自己得到安慰，是一种提高生命价值和保护自我的一种形式，通过购物似乎感觉到自己更加迷人。

购物本身只是一种行动，没有太多情感因素，但是要是购物达到迷失自己的程度，那就值得注意了。

● 上街时少带点钱

购物一定需要钱。即使自己很想买那些东西，但是没有钱，自己就会控制自己不要去买，等到自己能控制自己的时候，可能就不会去疯狂购物了。

● 坚强的意志

不需要的一定不要买。不管自己是如何想要，一定要克制自己，给自己一点鼓励，坚决不能买，坚强的意志能克服生活中的一切不良习惯，相信自己。

● 不要把购物看作消遣

购物和消遣是两个概念，购物是购买生活的必需品，而消遣的主要目的是使自己身心放松，让自己从压力中解脱出来，当自己心情不好的时候可以选择出去旅游，弄弄花草，而不是去购物。

NO.5

热衷化妆
——获取自信，悦己悦人

　　现实生活中，很多女孩子都喜欢化妆，都希望通过化妆来使自己看着更漂亮更有魅力一些。虽然有的时候化妆很累人，但她们还是乐此不疲。为什么人们会如此地热衷于化妆呢？

　　古代一些伟大的思想家认为，化妆是一种欺骗。而现代有些人认为化妆是勾引男人的方法。法国著名画家卡米尔·圣雅克认为，女人化妆恰恰说明了男人的重要性，如果女人内心深处有对两性的对立意识，她们就会放弃和排斥化妆。畏惧男人眼光的女人当然也不会化妆。在古代，化妆一词常与时尚"cosmo"息息相关，"cosmo"一词的本义是和谐与统一，它反映了化妆的本质。人们化妆的目的是通过美化外表来展现自己和谐的一面。如今，在监狱里，化妆甚至成为一种治疗方法，化妆有时候能触动人的灵魂。

　　化妆也是一门艺术，不同的女性有着不同的化妆偏好。例如，有些女性喜欢化唇妆，有些化妆则侧重眼部，而有些则更注重粉底的使用。这些不同的偏好给了人们不同的暗示：嘴唇使人联想到性感和贪婪，眼睛是心灵的窗户，透过眼睛能观察到人的内心，能激起人们交流的欲望。好的肤色能体现出人的健康和美。

化妆就像绘画，通过化妆我们赋予身体各个部位不同的含义，让身体的每个部位在整体中扮演着不同的角色。化妆除了给人增加美感以外，还可以增加自信。当人因为某些原因或者身体缺陷而自卑时，妆容可以帮助人们消除自卑心理。当人遭受疾病的侵袭或者情绪低落时，化妆可以帮助人们重新树立健康的形象。

然而，在现实生活中，有些人对化妆过分迷恋和依赖，反而导致某些心理疾病的出现。澳大利亚著名心理学家兼医学美容顾问利奥·丝荣告诫女性：不要过分迷恋化妆，否则化妆将成为一种自我虐待。心理专家认为，那些因化妆而出现心理疾病的患者，通常对自己的要求过高，潜意识里一直在不懈地追求完美，但现实生活中的种种不完美让她们感到失望，于是，她们把注意力转移到自己身上，通过自己的完美来弥补工作和生活中的不完美。这在心理学上被称为"心理补偿"。

在享受化妆带来美感的同时，我们还应该把握一定的度，过分迷恋反而会给自己带来伤害。

● 化妆要科学合理

学习化妆技巧，选购适合自己肤质的化妆品。不要盲目模仿明星或他人。懂得科学合理地使用化妆品，认真听取美容专家的建议。或者购买一本有关化妆的书籍来学习科学的化妆方法。

● 提高内在修养

化妆可以改变人的外在形象，使人美丽动人。它在一定程度上反映着人的内在心理。只有提高内在修养才能与外在的美相匹配。

● 防止过度依恋

通过其他途径增强自信心，例如，可以多读书增加你的智慧，不要把化妆当成增强自信的唯一途径。

NO.6

爱看韩剧
——获得心理治疗或心理满足

小雪无数次地发誓，以后再不看韩剧了，可每当有人向她推荐新片时，她还是抵挡不住诱惑，一次又一次地被剧情深深吸引，感觉自己像吸了鸦片，为什么韩剧对她有如此大的吸引力呢？

韩剧传播到中国，至今已经有十几年的历史了。在这十几年中，有很多人一直沉浸在一部又一部的韩剧中，随着剧情的发展，跟着剧中的人物一起哭，一起笑；这其中，有反省，有思考，有羡慕，有渴望。心理专家认为，看韩剧无异于对人们进行一次免费的心理治疗，满足了人们寻求自我、理解自我的需要。因此，人们一次又一次地沉浸在韩剧当中。

韩剧大约有三分之二是在讲述爱情，剧中的爱情纯洁干净，很少有亲吻、做爱的镜头，讲述的大多是真爱。现实生活中，爱是非常不容易的，韩剧为爱情提供了一个理想的国度。在这里，人们可以实现爱与被爱的最高渴望。韩剧通常会编织一个完美的结局，能给人带来生活的勇气。

再者，看韩剧可以学习剧中主人公待人接物的方法，学习他们的生存之道，例如，在韩剧里，时间、诚意和汗水是菜肴的最佳秘方，它让人们重新认识到了食物与人的关系；从中可以学习饮食之道和做饭之术。

韩剧还展现了家庭中的各种关系，例如婆媳关系、妯娌关系、父子关系等。心理学的家庭系统理论认为，家庭是一个系统，家庭的成员之间是紧密相连的，个人的心理困扰反映了家庭整体存在的问题，韩剧对家庭诸多关系的演绎，使人们看到了韩国家庭内部的互动方式，同时可以学习如何处理家庭矛盾和纠纷。另外，韩剧里的主角做事通常都会考虑他人，比较注重家庭成员之间的彼此照顾。基于以上几点原因，人们喜欢看韩剧也就不足为怪了。

不可否认，在看韩剧的过程中，很多人能够找到自己的影子，找到自己理想的生活方式，满足人们的自我需求。但是，任何事情都是过犹不及，长期迷恋韩剧会使人陷于虚幻之中。因此，我们应该正确把握尺度。

● 吸取精华

从韩剧中吸取精华，学习韩剧中对各种关系的处理方式，例如夫妻之间、婆媳之间、姐妹之间、同事之间、朋友之间，一定要尊重、真诚、平等、友好等。这样才能构造出和谐的生活氛围。

● 坚持适度原则

看韩剧要坚持适度原则，有些剧情毕竟是超出现实的，过于理想化。过度沉溺只会使人长期陷入虚幻之中，以致对现实生活产生种种不满，进而失去努力的目标和方向。

● 适时反省自己

韩剧有再现现实世界的功能，每个人都能在剧中找到自己的影子，看韩剧可以让人及时反省自己，发现自己的不足，并从剧中找到适合自己的解决之道。因此，沉浸在剧情当中的时候，一定不要忘了从剧中人物检查自己的缺点和不足。

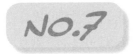

飙车狂野
——寻求刺激，挑战权威，缓解压力

> 汽车并没有魔法，可是人一旦坐进了汽车，美女变得狂野，绅士变得疯狂，这些人就像中了邪，与平时的自己判若两人。为什么文质彬彬的人在驾车的时候会变得如此张狂呢？

如今，汽车逐步走进了千家万户，汽车改变了人们的生活，同时也改变着人。汽车好像有着神奇的魔法，只要人一进入车内，就好像变成了另外一个人。

对某些人来说，驾车是重新塑造自我的方式，人们在生活和工作中饱受压力的折磨，或者感情生活不如意，为了发泄心中的不满情绪，让车成了无所不能的统治者，把自己变成了路上的最强者，通过驾驶缓解自己的焦虑和不安。

有些人为了寻求刺激成了飙车族，他们喜欢冒险，探索极限，喜欢享受强烈的刺激感。危险对人的吸引是与生俱来的，处于危险时，大脑超速运行，并分泌出一种叫做多巴胺的物质，给人带来强烈的刺激感。

还有一部分人对限速不满，想方设法公然挑战法律，总是喜欢抱怨交通管理。这些人总是试着挑战权威，获得一些心理上的满足。开车能够改变人的性格，车是一个独立空间，当人远离人群时，内心便无所畏惧，不用再压抑自己，更不用遵守平时做人的一些准则和标准，可以达到彻底的放松。只要坐在车内就可以为所欲为，一切都是自己说了算，在这里人们可以尽情地发泄，尽情地释放。平常的不雅行为或举动在这里都可以一一展现了出来。

一般来说，每个人都会有好胜心，都会受情绪的影响，都会遇到挫折，但如果开车时产生这些不良的心理情绪，那就会对驾车构成严重的威胁。驾车人为了抢时间，争先恐后，超越心理表现非常明显，见空就钻、见缝就挤、见慢就超，经常会引来旁边的驾车人急刹车，从而诱发事故的发生。

驾车久了会使人的中枢神经处于持续高度紧张状态，难以避免地导致交感神经兴奋性增强，内分泌功能紊乱，很容易造成心理疾病。所以有必要学习和掌握一些"养心之道"，适时地进行自我心理调节，使自己拥有一个良好的心态，以保持行车的安全。

● 保持心理相对稳定

当与行人、司机等人发生矛盾或纠纷，无意识违章受处罚或者车在路途中出现障碍时，要保持宽容、豁达的心态，并要善于自我安慰，保持心理上的相对稳定。

● 加强身体锻炼

多参加室外活动，增强身体各个器官的功能，出车前最好做几分钟的活动，保持精力充沛，不要疲劳驾车。

● 营造良好的生活氛围

丰富自己的文化生活，增加生活的情趣。适时缓解开车产生的压力，消除心理上的疲劳。培养一些高雅的情趣和爱好，例如读书、下棋、养花等，营造一个良好的生活氛围。

NO.8

害怕坐飞机
——环境转换的不适和对空间的恐惧

> 我害怕坐飞机，我一坐上飞机就会精神紧张，头晕眼花的，感觉自己马上就会晕倒似的，我经常出门，火车的速度太慢，飞机是首选的交通工具，但是我又害怕坐飞机，我不知道怎么才能摆脱这种心理？

据调查，25%的人不喜欢乘飞机。各种原因都有，如觉得失去自由，担心飞机出事等。心理专家指出，其实这是一种普遍的心理现象，因为飞行在高空中进行，改变了人熟悉的环境，人对新的环境总会有一种恐惧感，人们对飞行本身有一种恐惧感，因为人们已经习惯了地面的生活，突然转换到了天空，心理上是难以接受和适应的。

飞行是在一种特殊的环境下进行的，它对人的心理和生理的影响都是巨大的。它会让人的心理变得焦虑，心灵变得脆弱。同时，也改变着人们对自我的意识，飞行引发了人们心中的不安因素，如害怕坐飞机的人会担心飞机出事，会觉得自己的生命都不是掌握在自己的手中，完全失去了自我的保护能力，而在地面的时候，我们遇到车，还能自主地躲开，但是在飞机上把一切都交给了驾驶员，心里没有着落。对于自己的生命，我们无法把握而引发不安，这些让我们对飞机产生了恐惧感。

　　患有空间恐惧症的人对飞行也会充满恐惧的。坐飞机的时候，会被固定在某个座位上，患有空间恐惧症的人就会有一种被封闭、被局限的感觉，似乎感觉到身在困境，远离家园，心灵被束缚在某一个固定的模式上，没有自由，没有自己活动的空间，这样的感受对一个患有空间恐惧症的人来说是难以接受的，这种生活对他们来说就是一种折磨，因此，他们也就不愿意乘坐飞机了。

　　此外，经历过空难或者经历过类似危险的人。灾难会在他们心中留下极为深刻的印象，他们害怕危险再次来临，想到这些的时候心中便会忐忑不安，充满恐惧，这样的感受让他们都想远离飞行。

　　不管是原发的或者是继发的对飞机的恐惧，我们都是可以改变的，使自己爱上飞机的。

● **简单的训练**

　　如果你有时间的话，你可以时常到飞机场看看，和空姐、驾驶员交流交流。如果你没有时间的话，可以先看一些飞机的照片，多和朋友谈谈飞机，这样你就会熟悉飞机，对于熟悉的事物，人们的恐惧就会减少的。

● **想点别的**

　　在飞机上感到紧张的时候，你可以想点别的，如你可以想想飞机平稳的飞行在蔚蓝的天空中，下面漂浮着白云，可能下面还有碧绿的草地和美丽的花朵等。

● **深呼吸**

　　深呼吸能够放松人的心态，缓解紧张的情绪。坐在飞机上，先做几个深呼吸，闭上双眼，让自己全身放松，使自己处于一种睡眠状态，就会降低对飞机的恐惧。

NO.9

不能忍受动物
——逃避自我和无法接受无条件的爱

> 我怎么就那么讨厌邻居家的小狗，同样，看到其他的动物我也会觉得很不舒服，觉得它们又脏又难看。别人都说动物是人类的朋友，为什么我就这么讨厌人类的朋友呢？

　　动物是人类的朋友，动物的可爱、智慧都让人类的生活充满了无限乐趣，但是动物对有些人来说确实是天敌。在他们的眼中，动物就是脏的、丑陋的、不能接受的。

　　阿尼克·拉维尼说："对动物的排斥暗示着你无法面对无条件的爱。"动物是无所求的，除了食物以外。动物对我们的爱也是一样的，无条件的，但是有一部分人是不能接受这种爱的。这也和童年的经历有一定的关系，人们和大部分亲人的亲密关系都是在童年的时候建立起来的，如果在和别人建立亲密模式时，别人对我们的爱都是有条件的，我们会认为爱是有条件的。如想要妈妈多爱我们一些，可能要努力地做个乖小孩，或者取得好的学习成绩，成人以后的爱更是相互的。所以，当面对动物无条件的爱的时候，内心就会焦虑，不安，不知道怎么来接受和享用这种爱。为了摆脱这种焦虑和不安，就会厌恶动物，因为这种不安是它带来的，厌恶它也就成了理所当然的事情了。

从排斥的动物身上能看到我们自身的影子。排斥动物就像一面镜子，能照出我们的内心世界。动物和人一样，有自己的感情，也有自己的特点，通过动物能衍射出自身的很多个性特征和不足。如，你很讨厌狗这种动物，狗这种动物的主要特征是忠诚。你在生活中不够忠诚，但是又希望自己忠诚，那么你的性格弱项就和狗这种性格发生了冲突，你不愿看到你的缺点，所以，你就开始讨厌狗这类动物。因为动物身上的某些特长可能就是你想拥有的优点，但是你没有办法得到，为了逃避，动物就成为你的眼中钉。

动物是大自然的一部分，也是我们的朋友，不管你怎么讨厌我们的动物朋友，它们都是我们生活中的一部分，与其看见它难受，还不如和它们友好相处。

● **转移你的情感**

如果你不喜欢你身边的宠物，你可以想想它们的主人。它主人要是有坚韧的性格，开朗的处世态度的话，那么他们养的动物也一样是招人喜爱的，因为爱它们的主人，也就会开始学着爱它们。

● **回忆童年**

想想你童年的爱是不是都是建立在一定的条件之上的，如果是这样，那么你对动物这种无条件的爱是会有一种恐惧感，试着改变自己这种态度，也慢慢学着接受动物。

● **重新认识自己**

是不是你不喜欢的动物的身上有着你的弱点，而且你似乎正在逃避这种弱点，不愿证实它，当这种动物在你身边出现时，内心感觉就会被唤起。那你就要重新认识一下自己，证实自己的缺点，克服了这种心理，自然就会觉得动物就是你的朋友了。

NO.10

热衷窥视明星生活
——满足自己秘而不宣的欲望

> 小曼超级崇拜S.H.E这类明星，房间里，书桌上到处粘着她们的海报，甚至写作业的时候都要听她们的歌，平时到处搜集她们的生活资料，看看她们都在做什么，为什么她如此热衷窥视明星生活？

崇拜和窥视明星生活是一个人心理发展到一定阶段的产物，也是一个人心理发展的重要特征之一。从人类心理发展规律角度去看，崇拜明星和窥视明星生活是一种正常的心理状态，没有必要觉得追星就是心理有病，更没有必要对此大惊小怪。但是，凡事都有个限度，太满则损。

大多数都是平凡的人，过着平淡的生活，但是人又不甘于平淡，对于现有的生活又很难改变，所以人们就把自己想要的生活寄希望在他人身上，某明星的生活正适合自己心中的生活，那么就会将心中的愿望寄托在这个明星身上。也就是说，明星代替我们实现了我们秘而不宣的欲望。明星替代了我们心中的生活，那么现实生活中，我们的欲望就得到了释放，也能心安理得去过自己的生活了。同时，我们可以毫无顾忌地对明星发泄心中的恨、爱、忧伤，这样就让自己的情绪也得到了释放。通过明星我们迂回地实现了我们秘而不宣的欲望，人的欲望一旦得到了满足，那么心灵也就会归于平静。

人在生活中，总是喜欢给自己找一个参照物，按照参照的生活方式来生活，那么一般的时候，明星就成为自己理想中生活的榜样。心理分析学家迪蒂埃·戴斯塔拉曾说："对于那些家庭不幸的孩子来说明星的作用更明显。不够成功的父母无法成为孩子的模范，所以，孩子要另外寻找模范来塑造自我。"也就是人在成长的过程中，总是想找一个榜样来塑造自我形象，而明星多彩的生活正好能充当此作用，所以，人们就会选择更多地去了解明星生活，想知道他们都在做什么，他们是怎么处理生活上遇到的事情的，怎么对待爱情的……时刻想了解他们的最新动态。

崇拜明星和窥视明星生活对于现有的生活也无伤大雅，明星只不过是为我们自己树立一个榜样，让他们替我们实现了我们心中秘而不宣的欲望。但是过度则会对生活产生深远的影响。

● 多了解一些明星背后的辛酸

每个人的成名都不是轻而易举获得的，都是要经过努力和奋斗的。多了解明星背后的辛酸，从心里就会感觉到成功都是需要付出努力的，心中便会充满奋斗的欲望，而努力去实现自己心中的梦想。

● 对自己放纵一点

追星和窥视明星生活并不是一件什么见不得人的事情，我们完全可以按照自己所想的去追星，收集明星的资料，感受明星的生活，只是不要太过就可以。

● 不要把明星想得太完美

明星也是人，是人就会有缺点，明星也一定有自己的缺点。不要把明星想象得太美好，因为明星是自己心目中的偶像，要是把他想得太完美，一旦他有一点瑕疵，自己很可能就会觉得很受伤。

NO.11

过节恐惧症
——害怕回忆过去或对未来的恐慌

> 每个人都喜欢过年，觉得自己可以得到放松，但是我却不喜欢过年，害怕过年时的购物狂潮，害怕一场场的节日聚会……别人都觉得我不合拍，我怎么才能摆脱这种节日恐惧症呢？

大多数人都是向往节日的，因为节日能给他们带来快乐和充分的休息时间。但是，对于另一部分人，节日对他们来说简直就是劫难，他们对节日充满了恐惧，害怕过春节，做年夜饭对他们来说就像一件难以完成的作业一样。

对春节的恐惧是对害怕回忆童年的一种恐惧。有些人的童年是不快乐的，是充满忧伤和黑暗的。可能他们最不愿意回忆的事情就是童年的经历。春节都会让人回想起童年时代，可是有些人不愿意重现童年的经历，在心理对春节有一种厌烦感。而另一种与之相反的是，童年生活很幸福，充满了美好的回忆，对童年美好经历念念不忘，觉得童年时期的春节是人生的最美好的时光，而现在的春节对他来说并没有什么意义，因为对过去的回忆引起现在的痛苦，对现在进行否定，因此人们就会想着回避春节，不愿回忆过去。

杰拉尔·鲁万说："通常的聚会是与朋友间的，社交性质的，而过年是属于孩子们的节日，通常是与家人相聚的时光。对那些还没有成家，或者已经成家但是婚姻不幸福的人来说，回想起过去与爸爸、妈妈、爷爷、奶奶、表兄妹以及叔叔、姑姑一起度过的热闹的年，会给他们带来巨大的痛苦。"

心中对未知事物的恐惧也是对春节恐惧的原因之一。冬天标志这一年的终止，也就意味着这一年已经"死亡"。一个轮回的结束，一个新的年份和一个新的季节即将开始，这些对他们来说都是陌生的，都是未知的，不知道未来会是什么样子，对未来有一种忧虑感。心理专家认为，每一个过渡的时期都会引起人们的忧伤，如夏末秋始，傍晚黄昏，都会诱发人的伤感，因为这些过渡都表现出信息的更改，要从现在向未知迈进，心灵比较脆弱的人的心灵起伏波动较大，想着盈虚无常，生命不可把握。

不管怎么说春节总是美好的。春，代表兴盛，也代表着夏季的繁盛，如果对春节过于恐惧，就会失去对人生的一部分美好感觉。因此，一定要正视春节，摆脱春节恐惧症。

● 寻找一条出路

想着你和家人过春节是多么美好的一件事，不要把这些都看成是一种负担，能和家人团聚是一种幸福，想想你周围不能和家人团聚的人是多么孤独，这时候你就能感受到你其实是生活在幸福之中。

● 打开自己的心灵

可以对你的家人说说你对春节的恐惧，让他们适当给你一些照顾。比如你不喜欢的酒会，你可以选择不去，待在家里，慢慢解开对春节恐惧的心结。

● 放松自己的身体

不要总想着那些要做的事情，春节是休息的时间，要学会放松自己的身体，如和家人一起打打牌，看看娱乐性节目，也可以出去旅游等。

第五章

两性关系中的诱与惑

——何以如此意乱情迷

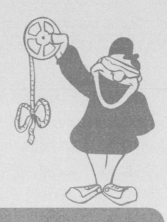

　　感情的事最让人头疼。自古"清官难断家务事"，男女之间常常是纠缠不清的。现代社会，生活节奏不断加快，人们在情感方面也加快了步骤，越来越追求新潮，越来越脱离传统，同时也越来越变得脆弱，很多关于婚恋的问题使人们感到困惑和烦恼。

NO.1

伴侣间的秘密
——告诉与不告诉之间

> 我丈夫总是想知道我们的一切，甚至想知道我们亲热后，我对他的感觉，对此，我不想说。有人说相爱了，就要让对方知道一切，但是我总希望我能有些小秘密，我对他说多少才合适呢？

伴侣是除了父母以外最亲密的人，在人们的心中，两个人要是彼此相爱了，就不能将自己的过去以及现在对对方有任何的隐瞒，要能彼此分享着对方的秘密，了解对方的一切，这种衡量恋人之间的亲密程度的黄金规则一直存在于每个人心里，似乎只有彼此像个透明人一样才能证明自己的真心和诚意。但是，有的时候我们毫不保留向对方袒露一切，反而却会使对方受到伤害，说与不说似乎都让人难以选择。

保护好自己的秘密也就是在保护着伴侣。一些童年的伤害，如被人强暴过，或者受过的性虐待这样的秘密最好不要说给伴侣呀。因为和自己的伴侣分享这样的秘密不但不能使自己得到解脱，有的时候反而会给伴侣带来一定的伤害。正如心理分析师伊夫·普里让所说："在告诉另一半自己童年遭受的伤痛，比如强暴或者虐待前，最好先想清后果，这件事对他们太具冲击力，你在他们心里就可能被定性为'被强暴过的女孩等，他们的脑海中就会浮现出你被人强暴的场景。'"自从你告诉伴侣你的秘密以后，他就会不断在脑海中出现这种场景，即使在和你进行亲密的时候，他也会想着你和别人进行亲热的画面，继而觉得你就是个不纯的女孩，在此之前你就是在欺骗他，这样他的心理很不爽，影响你和伴侣之间的关系。

每个人都有自己的秘密世界。神秘感能促进两个人相互吸引。当你把所有的秘密都说给你的伴侣之后，你对他来说就像一个透明的杯子一样，已经失去了那种神秘感，而这种神秘感却是维系两性关系的一条纽带。因为缺失的神秘感让两个人彼此去猜测，去感知对方，让彼此感觉很近，但是又不能完全占有，这种若即若离的感觉让两性之间相互吸引，维持长久的婚姻。

保护自己心中的秘密，其实也是在保护着你和你的伴侣，不能向对方说的话，就让它永远埋在心中吧。

● 三思而后说

在说之前，我们一定要先想一想，这些我们能说给对方听吗。如果你觉得说这些能给对方造成一定伤害的话，那你最好不要说给对方听，否则可能会影响到你和伴侣之间的亲密关系。

● 尊重对方的隐私

如果你很想知道对方心中的故事，对方讲给你听了，你要尊重对方的隐私。可能她的隐私包含着很多的无奈，既然你已经选择她了，那么也就是选择接受了她的过去，尊重她，你们的生活会更好。

● 尽量要隐瞒的性秘密

有些人是很难接受自己的爱人和别人有过性秘密的，所以尽量保护你的性秘密。能不讲给对方听的就不要讲给对方听，即使对方看起来很不在乎。

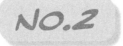

魅力诱惑
——气质与修养的外在表现

> 现在的流行词中，常常能听到魅力无限、经不住诱惑、吸引力……我们自己也常能用到，但是让你说说它们到底是什么意思的时候，又会感到困惑，因为自己也说不清楚这些词的含义是什么。

　　美丽、吸引力、诱惑力似乎都和美有一定的关系。这些的确和美有关系，但并不是全部来源于美。魅力和诱惑力来源于自身的气质和心灵的感受，在追求美丽和活力的年代，我们每个人也都希望自己能具有超乎寻常的诱惑力，为自己赢得更多的人脉关系。

　　魅力和美丑无关。魅力是一种吸引力，当别人觉得你很有魅力的时候，别人会主动过来靠近你，想和你在一起，这些都和美丽无关，而是来源于自信。充满自信的人，在别人眼里是有强大的生命力的，这强大的生命力给人一种精力旺盛的感觉，使人从他们身上能获得一种安全感，别人受到这种情绪的感染，就会对其产生一种很深的信任，会主动去接近他。当接近他的人越来越多的时候，这种人格魅力就更加彰显出来，他们身上似乎也拥有了更美丽的光环。

　　魅力和吸引力是可以培养的，可以提高自己的本色魅力而变得高雅。

即使你不是很不漂亮，尽管你容颜已逝，但是你依旧可以美丽。每个人都会觉得空姐是最美丽的，很能吸引别人的眼光。其实，有的空姐并不是很漂亮，但是却很有气质，而这种气质是经过后天训练而得，她们这种在训练中培养出来的气质，在工作中就会自然流露出来，表现出一种魅力。我们在日常生活中，也能够培养自己的魅力，可以对自身的魅力进行训练，如可以注意自身的修养，注意自身的言谈举止，做到站有站相，坐有坐相，待人虔诚，这些优雅的举止都能经过后天的练习获得。

魅力，吸引力，诱惑力都是对他人产生的一种影响。你的影响力越大，说明你的魅力也就越大，吸引力就会越强，对别人也就更加有诱惑力。

● 优雅是魅力的源泉

要学会做一个优雅的人，优雅是魅力的源泉。无论男人，女人，只要是优雅的，身上就充满了无限的魅力。我们总能从他们的身上看到一些美丽的东西，而优雅又能经过后天训练而拥有。

● 温柔是诱惑力的本色

有人说，懂得温柔的人，也是懂得怎么抓住别人心的人，温柔的女人，是微笑着的天使。如果想让自己充满诱惑力，温柔是首先要培养的，温柔能升华你的美丽，学会温柔，也就赢得了魅力。

● 自信更具吸引力

自信的人更具吸引力。自信的人能给人一种强大的安全感，让人不自觉地去依靠他们，能从他们身上感受到生活的美好，也能从他们身上获取生活的信心，自信让一个人的人生更美满。

NO.3

爱与被爱
——付出和接受之间的心理平衡

> 我很爱一个人，但是他却是有妇之夫，不能娶我。而爱我的人我却不想嫁他。因为我觉得这是为结婚而结婚，太缺少激情了，而家人说找一个爱自己的人嫁了会幸福的，是这样的吗？

爱是两个人共有的体验，爱可以分为两种，即爱与被爱。能爱一个人是一种幸福，被人爱也是一种幸福。但是现实生活中的人们都不太喜欢自己的爱情太平淡，觉得平淡的爱情了无生趣，每个人都希望自己有一场场轰轰烈烈的爱情。如果一个人的爱情太顺利的话，反而会有一种失落感。

爱与被爱同样让人感动。生活中，我们追求爱，也想被人爱。爱与被爱都包含着酸甜苦辣，爱与被爱没有明显的边界，都是人的一种欲望的体现。爱是人生之中的一种历练，被爱则是生命的需要，当你爱着一个人的时候，你希望他也是爱着你的，如果他不爱你，你就会觉得痛苦。被人爱也是生命中的一个过程，爱与被爱都会经历，但是无论是爱还是被爱都是强求不得的，抉择不容易做，但是做了就一定要握住手中的幸福。

爱是付出，被爱是接受。在爱的过程中，付出与接受都是让人觉得幸福的。

　　爱一个人选择的是自己付出，强调的是自我，我是爱的主体，在爱的过程中有一种快乐。被爱，做一个接受的客体，也是幸福的，这是别人对你的一种主观的认同，也是自我价值的另一种实现方式。如果与被爱融为一体，那么就是幸福和快乐重叠，是皆大欢喜的事。因为世界上最幸福的事莫过于你爱的那个人，同时那个人也正在深深地爱着你，让你在享受爱的甜蜜的同时，也体验着被爱的幸福和温情。爱与被爱都是人生的一种甜蜜体验，也都是一种权利，我们享受着爱的同时，也付出着爱，这是人类生存的基本需要，爱是人的精神寄托，如果没有爱，人可能就会生活在一种空洞的世界中，爱让我们的精神有寄托，让我们的人生有了追求。

　　在这个世上，最让人说不清的就是爱情。问世间情为何物，直教人生死相许。爱与被爱都是美好的，只要你用一颗真诚、善良的心去对待。

● **证实心中感受**

　　不管是爱一个人，还是接受别人的爱，都要清楚自己的内心感受，自己爱他吗？爱是要发自内心的，而不是摆脱空虚无聊的工具，爱一个人是要对她负责任的，所以一定要证实自己心中的感受。

● **知道自己想要什么**

　　要知道自己到底想要什么，是想爱一个人，还是被动地去接受一个人的爱。如果有一个人爱你，但是你不爱他，那么就不要犹豫不决，不爱他就直接告诉他，虽然可能会给他造成伤害，这只是暂时的，否则两个人都将是痛苦的。

● **学会忘记**

　　当爱情不存在了，我们首先要学会忘记，否则自己只能沉浸在痛苦之中不能自拔。爱与被爱只是转身之间，对于远离自己的爱，没有必要苦苦留恋，只要走过去，前面依旧是美好的爱情。

NO.4

婚姻匹配
——不想吃亏和维护稳定的心理

> 我遇到一个比我小很多的男人，他现在也算是事业有成，他很喜欢我，但是我有些不敢接受，因为在观念中，男人都要比女人大，而且家庭条件也不能差得太多，这样婚姻才能协调，对此，我感到很困惑，不知道该怎么办？

门当户对一直以来是婚姻之中的黄金规则，从古至今婚姻都要讲究匹配，从两性差异的角度来看，门当户对也有不妥之处，不能对所有的婚姻一概而论，比如旧时的千金小姐下嫁贫寒秀才，王孙贵族却爱上小家碧玉等。但从大体来说，门当户对的婚姻相对来说要稳定得多，也和谐得多，所以在人们心中就形成这样一种观点，婚姻就要讲究门当户对。

婚姻之所以要讲究门当户对，是因为在人们的潜意识中都有一种不想吃亏的因素。在人们的观念之中，打江山是不易的，在打的过程中，吃苦是必然的。而如果自己的子女选择的对象是一个和自己的家庭差别很大的人，那么和这个人结合后，自己的财产就要留给他，自己打下的江山，别人来享福，心理上自然就不平衡，因此，选择一个和自己门当户对的人家似乎大家谁都不吃亏，这样才觉得是最合适的。其实，随着社会的发展，门当户对只是个概论，是绝大多数人对婚姻的选择，但是现实生活中，每个人的生活环境不同，那么对社会的感触也就不同，形成的性格也不同，所以没有必要非常严格地遵循门当户对的规定，可以把眼界放得更远一些，把搜索的范围放得更广一些，那样你就可以从人群中挑出一个适合自己的。

李子勋在维持婚姻完美的问题上指出三个重要的因素。一是两个人都不能个性太强，也就是说两个人都不能太完美，太完美的两个人之间会有距离感，彼此也不能融入对方。二是双方在社会功能上要互补而不是相似，这样两个人的婚姻才算是有机结合。三是要彼此接纳，彼此包容，在接纳和包容之间婚姻才能稳固，才能和谐。

婚姻是人生中的大事，决定着人一辈子的幸福，那么怎样正确看待婚姻中的门当户对问题呢？

● 改变现有的观点

自古豪门多纨绔，寒门从来出俊才。所以，不一定富家的小姐都貌美有涵养，也不一定豪门的男子都优秀，所以，单纯地讲究门当户对，也不一定就能拥有美满的婚姻。

● 对人不对家

门当户对关键是经济地位的平等，而现有的财富都是老一辈创下来的。所以，选择配偶，还是要看配偶本身，其他都是外在因素，不是婚姻的先决条件。

● 选择自己喜爱的

想知道水中鱼儿的感受，那还得问鱼儿自己。婚姻这件事，都需要彼此自己去揣摩，去体会。如果能感觉对方就是与自己真心相爱的那个人，门当户对这个观念是可以视而不见的，选择自己喜爱的，就不会留下太多的遗憾。

NO.5

害怕亲密接触
——羞耻文化的内在作用

我害怕男友过于亲热的动作，我有一种畏惧感。一和他亲热的时候，就会有一种莫名其妙的紧张。为此，男友总觉得我对他不认真，我怎么解释他都不听，我感到很苦恼。

荣格说："心理有一种特殊的强迫症特征，代表着意识对于纯感觉类型那种马马虎虎，和稀泥的态度的一种对抗，从理性判断的立场看，是不加分辨地接纳一切发生的东西。"用一个专有名词来说就是情感洁癖症。也就是说不敢让人来接触她的身体，一旦开始亲密接触，就会难受，有的时候会有呕吐现象。

女性对亲密行为有畏惧感是一种心理症结，是羞耻文化内化的作用。中国的传统文化是禁欲的，人们把性看作一件很肮脏的事情，而且这种观点在女性那里更为突出，所以一般情况下，女性就会把性欲压抑在心里，性快感的体验受到压抑后，女性就会出现快感缺失，或者相反，自慰过度等都会导致女性排斥真正意义上的亲热或者性行为，即使和别人发生性行为，也很难体验到快感和满足。这和文化禁欲有着直接的关系，男性一直是把玩着自己的生殖器官长大的，但是女性却要把自己的身体掩藏好，因此，女性自己都要回避自己的身体。当自己把身体完全暴露的时候，也就难免要害怕、紧张了。这时，作为男性，要体谅自己的女朋友，要了解这是一种心理现象，不是女朋友对你的厌恶，学会体谅她，照顾她，经过你的悉心呵护，也许你的女朋友不久就可以突破这种心态，能和你拥有正常的亲密生活。

童年创伤后的应激反应也能引起女性在亲密接触时的紧张感。童年时期的性创伤，如性虐待、性侵犯，不可能被人全部忘记，这种创伤性的记忆碎片被人们留在了记忆深处，表面上似乎是忘记了，但是它还是存在在人的脑海之中。在亲密接触时，童年的情感体验将再次被唤起，引起身体上的焦虑和痛苦，那是一种很无助的感觉，为了避免这种感觉，她就会选择回避亲热。

不管是哪种方式造成的亲密接触障碍，都应该尝试着改变自己。每个人都有追求幸福的权利。

● **回忆童年经历**

如果你不敢和你的爱人亲密接触，要回忆一下童年的生活，看看是否是自己的童年经历有性创伤，通过医治童年的创伤，来化解自己对亲密接触的恐惧。

● **学会忘记**

忘记才能重新开始，所以，要学会忘记，对于过去的事情，不要太过于耿耿于怀。为了忘记可以选择看心理医生，也可以告诉爱人你曾经的经历，说出来的事情更容易忘记。

● **慢慢接触**

从慢慢接触开始，如可以先拉拉手，然后慢慢适应，等到适应后，可以继续进行别的接触。在进行亲密接触时，试着只想现在，现在你和他之间拥有的幸福，一点一滴地改变，慢慢消除对接触的恐惧。

NO.6

男人不敢面对分手
——强烈的依赖感和负罪感

> 我和我的男友相处都快六年了，有一天男友突然给我发来一条短信说："我们之间差别太大，不合适。"当我打过去电话后，他的手机已经关机了，再也没有音信了，难道男友见面和我说清楚不行吗？为什么会是这个样子？

在面对分手问题上，男人与女人的表现截然不同。女性多会选择当面将问题说清楚，告诉男人，自己不适合他，世上好女孩多的是；而男性多会采取一些回避的措施，尽量不跟女孩照面，通过其他的方式告诉女孩，我要和你分手了。男性一般不愿意承认一段感情的枯竭，他们也没有足够的勇气通过正常的手段来结束一段感情。

男人不敢当面承认一段感情的结束，心理学家认为这是男性面对亲密关系时在心理上会有一种特殊的恐惧感，因此，在分手的方式上很多人都会采用不辞而别。著名心理分析师塔吉娅娜·阿拉维泽说："问题不在于他不懂如何分手，而在于长期的依赖关系令他感到很害怕。"对此，阿拉维泽做了具体的解释："同女性在一起，他感觉自己是无助和不被保护的，就像幼年时期一样。"换句话说，当男孩在小的时候与母亲的关系有问题的话，如母亲的教养方式过于严肃和冷酷，母亲忽略了儿子的需要，儿子享受不到母亲的爱，没有了安全感。儿子便会对母亲产生一种爱恨交织的感觉，但是孩子在内心无法同时承受这两种感觉，导致男孩在成年后无法对女性做出客观的评价，他会把女性看成两个极端，非黑即白。但是无论多好的女孩子在接触久了都会有瑕疵，当这个天使变成了魔鬼时，男孩不辞而别也就不足为怪了。

离不开母亲也是男人不敢面对分手的原因之一。有人说："男子不敢和自己的女朋友面对面分手是因为在他们小时候对母亲有严重的依赖感。"心理医生雅克·安东尼·马拉列维奇解释说：在男孩心中他们总会觉得自己就是母亲的中心，认为母亲就是一切，长大后，却发现父亲才是母亲的中心，而后将这种依赖转移到了女朋友身上，也就是说在有些男孩心里女朋友的地位其实就相当于是母亲。当想要离开时，他们难免会产生负罪感。

谁都不想让自己爱过的女孩受到伤害，那么男孩就要了解一下自己不敢正确对待分手的心理原因了。

● **困难的情感表达**

男孩有时候是很羞涩的，面对女孩，他不知道该怎么样表达内心的感受，为了逃避这些，他们有很多人就选择默默地离开。

● **母亲对自己的影响**

在男孩子的心中，总是认为自己在母亲那里有绝对的地位，自己是不应该离开母亲的，他们对女朋友的情感和对母亲一样，所以，对女孩，他们很难将要离开的话说出口。

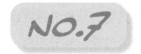

恋爱狂
——源于恋母情结并填补生活空白

> 有很多人总是不断地陷入一场又一场的恋爱中，每当看到漂亮的女子，总是会不由自主地喜欢，而且每次都有触电的感觉。为什么会出现这种状况呢？难道这就是人们经常所说的"恋爱狂"吗？

爱情就像开在园中的花一样，醉人心脾，因此，人们都愿意追寻爱情，体验爱情，享受爱情。一位哲学家说过："人的内心都有一个专门产生爱意的灵魂之杯，当爱盛满的时候，就会溢出来传递给他人，让别人的内心也分享着爱意。"

现实生活中，有的人一生只爱一次，但有的人一生似乎都在恋爱，他们一次次坠入爱河，每一次都激动得像开化了的小河，奔腾欢快，然而不久之后，激情就消失了，于是乎，他们很快就离开现场，马上投入到下场恋爱之中。心理医生纳西沃曾对此做过分析，他说："那些不停恋爱的人都是梦想家，他们在自己虚拟的世界中感觉良好。"不停恋爱的人大多数思想活跃，热情奔放，他们的热情使他们拥有更多创造爱情的激情，而爱情又让他们进一步体验到生活的快乐，其实，他们的恋爱已经不是一种单纯的爱。

大多数恋爱狂不是喜欢恋爱，而是喜欢恋爱的感觉，并以此来填补自己生活的空白。精神分析学家雅克·考斯涅说："他们首先寻找的是被爱的感觉。"而一个人如果是在健康的环境下长大，成年之后对恋爱的渴望就会减少；但如果是在孤独的环境中长大，成年以后，他可能会通过爱情弥补童年的空白。他们不断追寻新的恋爱其实是一种情感依赖，当一场恋爱归于平静的时候，他们会有一种自我失去感，陷入到恐慌之中。

心理专家雅克·考斯涅认为，有的人不断陷入恋爱是因为恋母情结的延伸。在他们心中认识不到母亲和自己的差别，不想和母亲分离。追寻爱人的时候，总是在不断地和自己的母亲比，一旦发现和母亲有差别，便要舍弃现有的恋人，继续寻找理想中的恋人。

很多人也为这种不断的恋爱感到烦恼，想摆脱，却又不知如何摆脱。为此，不妨参考一下心理专家的建议。

● 了解自我的童年经历

回忆一下自己的童年时代，看看自己的童年时光是否充满了爱。把这种行为追溯到童年时代，可能不自觉地会发现自己对爱情的渴望其实只是为了弥补孩提时代的空白，只是为了享受热恋带来的满足感。

● 适当转移自己的情感需求

有些人精力特别充沛，总是在不断寻找刺激，他们无法适应没有激情的生活，于是，对爱情产生了强烈的愿望，希望自己不断获得爱情。如此，我们不妨把自己的激情转移到其他方面，例如旅游、搞艺术创作等。

NO.8

外 遇
——情欲对道德规范的挑战

> 我在旅游的途中，结识了一个伴侣，他长得很帅气，也很有男
> 人味，我忍不住诱惑，和他在一起了。我内心不断地自责，觉得对
> 不起老公。但是还是情不自禁想和他缠绵……

　　情欲是人类最难解释，也是最难控制的。著名心理学家弗洛伊德曾
说："人的本能欲望就是情欲。"它是人类最本质、最纯真的东西，但是
情欲被套上道德的枷锁后，情欲就要被压制在人心里最底层，要让它永远
见不到阳光，否则，操纵情欲的人将会是十恶不赦的。

　　人类灵魂的最深刻的感受是情欲。人类的内心更多的是受到感性的、
本能的愿望等操纵。在道德的束缚下，人们会将内心深处的情欲压抑起
来，不让它跑出来影响我们正常的工作与生活，但是这种欲望并没有消
失，它只是隐藏在我们的内心深处，当生活中的一些事情或者某些因素触
动了它，它就会自动跑到你的面前。情欲就是如此，在道德标准的压制
下，我们总是将其隐藏起来，一旦遇到触动心弦的人，那么情欲就会被唤
起，冲破道德标准，跨越雷池。

　　人类还有一种最本能的欲望——挑战欲。这种欲望在人类最初就有，
是人的一种天性，人类最开始的时候是挑战大自然，随着人类对大自然的

控制能力的增强。人类开始挑战自身，如想超越自身的极限。而后，随着文明的进一步发展，道德规范成为束缚人类的最坚硬的绳索，而情欲是挑战道德绳索最有效的工具。在一般时候，人类是不愿意也不敢去碰这个绳索的，但是在一定的外界诱惑之下，这种挑战欲被大大激活，潜伏在人身体内的本能欲望就冲破了一切障碍，战胜了理智，挣脱了道德的绳索，做出了令人意想不到的事情。

欲望是最真实的，但是人要想生存好一点，融入人群中，就要把欲望包起来，这样，人才能被社会所接受。

● 相信你的爱人是最爱你的

其实，我们最爱的还是自己，当我们想放纵自己，想爱自己的时候，多想想你的爱人，相信你的爱人也是爱你的，尽管他可能也有让你不满意的地方，但是金无足赤，谁又能保证自己是完美的呢。

● 忘记背叛的伤痛

爱人出轨了，如果你还不想离开他，还爱他，那么就要选择忘记背叛的伤痛。如果你不能忘记它，那么它会一直横亘在你和爱人之间，而且伤会更痛。

● 给彼此一点空间

无论是哪一方出现了外遇，给他，也给自己留点空间，留点面子，不要到处渲染他的外遇。同样，当自己有外遇的时候，如果不想让对方知道，就不要让他知道，让他原谅自己，其实，我们也不要把情欲想得太罪恶，它只不过是我们生活中的一部分。

NO.9

性困惑
——性行为与道德之间的冲突

丈夫送给我一个振荡器，我觉得很难堪；在和丈夫同房的时候，我却总想着我的初恋情人，不然就没有兴趣……诸如这类性问题一直困扰着一些人。那么，该怎么摆脱呢？

爱情是人类文明的产物，但是人类文明也把爱和性隔离开了。心理专家李子勋曾说："爱是性的达成与性专一化的合理解释。性其实也是不专一的，本能中的性是泛情的，动心的感觉不受爱与不爱支配。"其实，我们的性处处受到文化的限制，而这种限制是一种道德规范。如果一天我们不想要这些道德规范了，就可以对自己宽容点，原谅自己对性的放纵。

东方民族一直视性为禁忌，从小我们就被教育成凡性都是邪恶的，什么时候都要回避这个问题。性问题一直都在困惑着我们的生活，而我们也是一直带着性的困惑长大，因为道德规范不允许我们正视性的存在。其实，人不光具有社会性、道德性，人更多的本性是生物性、自然性。所以，当我们对性出现这样那样的困惑时，不是我们心理出了问题，只是我们的性行为和我们的道德之间有了冲突。

人很难用理性控制心中的自然欲望，被理性控制之后表达出来的欲望，已经不是人的本质欲望了。其实，面对这种性困惑，根本不用去压抑自己心目中的本能欲望，因为这些都是正常的心理需求。

● 性玩具的困惑

性爱文化具有多元性，性爱方式已经不单单是对躯体的物理刺激。振荡器之类的性玩具在我们的生活中也开始出现，性玩具无所谓好还是坏，它只是对性体验的一种工具，我们不应该用我们的传统道德观念来看待这类事物。生活中，偶尔尝试一下这类性玩具，可能会让你的性生活有一种别样的体验，也能增强和爱人之间的感情。因为，喜欢感受性爱和接受性爱是人类的本能欲望，让性爱摆脱道德枷锁，更能使人感受到生命中的愉悦。

● 偷　情

在现有的道德规范中，偷情绝对是不能让人接受的，但是抛弃现有的道德观，偷情属于正常的情感需要。在25—35岁之间，人的欲望是最强的，青春荷尔蒙和情欲活动都是最强的。但这个时期男女往往很难获得满足，他们的情欲就像漫过容器的水，阻挡不住，如果不拿道德标准说话的话，偷情也是一种愉悦的火花，它能让我们感受到青春的存在，感受生命的真实。

● 同性恋

爱情是可以有多样性的，可以不必拘泥于一定的形式，随着社会发展，人们对同性恋者有了新的认识，也逐步接受了这种恋情，并且也给予他们足够的帮助。如果，同性人自己本身存在着痛苦，可以自己进行调节，例如选择分开，保持自己心中那份爱，彼此过自己的生活，也可以选择在一起，或者选择过双性恋的生活。只要心中惦记着一份爱，不唾弃自己，生活依旧是美好的。

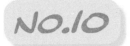

性骚扰
——突破道德规范而发泄私欲

张青说："从14岁开始，女孩的身体发育迅速，第二特征开始显露，在一些公共场合，总是招惹一些男人不怀好意的观赏；如果无意间被男人触碰到身体，女孩儿就会特别烦，甚至认为他是色狼……"

几乎每一个女孩在成长的过程中，都有过被骚扰的经历，有的可能是语言上的侮辱，有的可能是色迷迷的眼光，有的可能是动手动脚。性骚扰是一种普遍的现实存在，只要男女的性别差异存在，性骚扰就会存在。

每个人对骚扰的感觉程度不同，这与女孩的自我边界大小、年龄大小、情爱经验有关。心理学上的自我是以身体为边界的，不同国家和地区的自我边界有着很大的不同，例如，中东地区的妇女喜欢长年戴着面纱，脸是她们最隐秘的地方。而西方国家的妇女，喜欢露背和大腿，以显示自己的美。一般被衣服遮盖的身体部位是不让异性触碰的，女性有保护自己身体的权利。

25岁之前的女孩一般对骚扰最为敏感，而结过婚的女人对骚扰一般不以为然，反而沾沾自喜，觉得自己很有魅力。一个女人真正感觉到性骚扰是在她有了爱和性意识之后。另外，性成熟的女性，如果遭受过感情创伤或者欺骗的话，对于骚扰会格外敏感。

性骚扰的产生与人的性欲心理有很大关系。性欲是人性意识活动中最主要的心理因素，是人性行为的驱动力，如果人的性欲得不到正常满足，就有可能做出违背社会道德规范的事。人的性意识决定着人的性冲动的方向，如果一个人的性意识不健康，那他就极有可能走上邪路。不能以性道德、性观念来约束自己的性冲动，在一些因素的促动下，性冲动便会转化为性骚扰，甚至是性犯罪。另外，人的性压抑也是促成性骚扰的原因之一。性欲长期得不到正常发泄的人可能以一种病态的形式发泄他的私欲。

心理专家认为，性骚扰通常分为以下几种类型：补偿型性骚扰，这种人很多是处于不同程度的亏损心理。游戏型性骚扰，这种人大多处于玩的心理，追求一时的新鲜感。权力型性骚扰，这种情况大多发生在上司与雇员之间，老板利用他的职权侵犯员工。攻击型性骚扰，这种类型的人大多对女性充满仇恨心理，通过骚扰达到他的报仇愿望。冲动型性骚扰，这类人大多处于青春期或者文化素质低下，对异性充满好奇，缺乏自制能力。

性骚扰通常会给女性带来极大的伤害，给男性带来很大的负面影响。我们应该提高自身素质，培养健康心态。

● 通过科学方法学习性知识

人们可以通过各种科学途径，例如，看书来学习性知识，学习科学文化知识，提高自身素质。

● 女性要懂得自尊、自爱

女性要提高自身修养，尊重自己，爱护自己，懂得用法律来维护自己的合法权益，不要做沉默的羔羊。

● 男性要尊重女性

我们生活在一个人人平等的社会，女性相对来说属于弱势群体，需要社会和男性的关爱和保护。

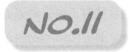

伪装高潮
——对男人欲望的回应和对自己的满足

> 和老公进行房事的时候，他并不能总是满足我，有的时候他很无能，但是我不想让他感觉自己不像个男人，时不时地我会伪装一下高潮，这是一个善意的谎言，我不知道他知道会怎么想？

据调查，世界上大约有50%的女性在性生活中伪装过高潮。她们在和自己的男人进行性生活的时候，其实她们并没有得到满足，但是为了不伤自己男人的面子，她们会声色俱佳地叫床，表现出一种欲仙欲醉的样子。

女性之所以伪装高潮最终的目的是因为爱。在女人的世界里，性和爱是合而为一的。女人能和男人进行性生活，那么就是说这个女人是爱这个男人的。当然也就不想让这个男人难堪或者觉得不行，这时候女人会伪装，让男人感觉自己是个男人，能给自己的女人带来快乐。因为在性生活上男人要证明自己是个男人，就要能满足自己的女人，这也是男人的阳刚之气的具体体现。因此，女人就会选择伪装高潮，这是个善意的谎言，也是爱的体现。

伪装高潮是对男人欲望的一种回应。当男人正在兴致勃勃和你进行性生活的时候，女人要是一点反应都没有的话，那么男人的热情很快就会消失，也会有一种很深的挫败感。女人伪装的高潮能快速地提高男人的兴奋点，是一味很强的壮阳药，是对男人热情的回应。而且，在人的意识中，会享受性生活的女人为此才能让男人更珍爱，因此，深谙此道的女人们会在必要的时候伪装高潮，满足男人的虚荣心。同时，女人的陶醉更能唤起男人对自己的爱，更能促进性生活的和谐。

伪装也是女人满足自我的一种需要，当自己不能被老公满足的时候，自己伪装一下高潮，也会有一种愉悦的感受，产生一种真实的心理体验，这样也就避免了自己对性生活的失望，找到夫妻和谐的平衡点，既保住了自己老公的面子，也满足了自我的生理需求，也是有利无害的。

其实，伪装高潮并没有什么不好，它能满足男人的自尊心，也能促进夫妻性生活的和谐。作为男人，要理解妻子的行为，不要把它看作对自己的侮辱，也不要把它当作欺骗。

● 那是一种爱的证明

妻子爱自己的丈夫才会伪装高潮。因为妻子不想因此让丈夫感到自己没有尊严，丈夫应该明白妻子的良苦用心，也要体谅妻子身体上不适。

● 伪装也能促进性生活的和谐

不要总是把妻子的伪装看作对自己无能的证明。其实，伪装也可以产生真实的心理感受，丈夫看到妻子的热情后，也会热情高涨，性生活更加愉悦。

● 女人适当寻找高潮

伪装毕竟不是真实的，不可能一直伪装下去，那么女人就要试着寻找高潮。比如创造一个舒适的环境，或者让你丈夫换一种你喜欢的性爱姿式，最好是能真正达到高潮。

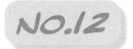

漂亮内衣

——给自己展现性感的机会

> 老公总是希望我穿上漂亮的内衣，而我觉得穿在里面别人也看不见，还不如把钱花在外套上，这样自己和别人都能看得到，心里也舒服，所以，对于老公的想法我感到很难理解。为什么男人喜欢自己的老婆穿上漂亮的内衣呢？

一位健身教练说："时装是让他人关注我们，而内衣却是自我表达。穿上美丽的内衣，能让人感觉到真正的美。"藏在暗处的美总是牵动着人们的情绪。不管男性还是女性，都有着相同的审美观，认为丰乳肥臀是女人性感美的标志。女人对于内衣的需求就是提升、归拢。对女性来说，选择性感内衣不仅仅是为了取悦丈夫，更是为了增加自信。

我们的身体是一个美丽的大舞台，内衣是舞台上绚丽多彩的灯光。它的光亮宣告了人们在自我认识上取得了进步。内衣反映了时代的发展，社会的进步，设计师们在设计内衣时把诸多因素都考虑在内，例如，面料的选择，款式的设计、做工的考究、功能的使用等。

在人们的潜意识里，总希望自己更性感、更美丽、更迷人。内衣在一定程度上满足了人们的这一愿望，给人们提供了宣泄的机会。有些女性，没有性感的身材，但是却喜欢搜集各种款式的内衣，她们通过这一方式来满足内心需求，弥补自己的身材缺憾。

内衣的产品设计趋势反映了大时代下的文化趋势，不同国度的人有着不同的审美风格。在自然风潮的影响下，人们更加懂得宽容地对待自己的身体，以开阔的心态选择内衣会获得更多的生活乐趣，当你抱着好奇心去面对生活时，生活就会给予你丰富的馈赠。

舒适而漂亮的内衣，可以给夫妻间的"性"福生活添上一剂浓浓的调味品，促进夫妻间和谐的性生活。

当然，人的美丽健康不能完全依赖于内衣，有一个健康的心理最为重要，我们应该以正确的心态来选择适合自己的内衣，敢于正视自己。

● **根据身形选择内衣**

人与人在体型、肤质上存在着很大的差别，应该根据个人特点选择适合自己的，适合自己的就是最美的。

● **注重内衣的功效**

内衣设计师沈建军告诫：好内衣是基于对女性身体的了解，包括对肌肉及骨骼结构、人体运动模式及人体工程学的精心考量而设计的。

● **加强身体锻炼**

内衣只是生活中的调味品，它能给人带来安全感和舒适感。我们应该加强锻炼，保持生理和心理的双重健康，以良好的心态面对生活。

NO.13

透视装
——暴露自己并展现诱惑美

大街上很多女孩穿得很少，而且穿得很透明。有的人对此很不屑，认为这些女孩子很轻浮，是对现有道德的一种挑衅。但是很多女孩却对此深感兴趣，觉得是一种时尚……透视装是一种美丽还是一种挑逗？

现代的女孩越穿越少，也越来越透明。对于透视装，有很多女孩觉得是一种时尚，认为，穿上透视装更能体现出东方女性的魅力，更能体现出女性的线条美。因此，现在大街上都流行透视装，这也显示中国女孩的思想正逐步发生着改变，也开始想展示自己的身段，要求过一种开放式的生活。

透视装为女孩披上了一层略带羞涩的迷人美，是一种外在的含蓄美。透视装如同夏日中的清泉给单调的生活增添了一份滋润。它给女性的美丽套上了若隐若现的神秘感，透视装能给人无限的想象空间，它甚至比全部裸露着更动人心弦。人类更喜欢的是探索，尤其是男性，看来，这些女孩是深谙此道理，穿上透视装看上去就会给人一种欲罢不能的感觉。但是现在穿透视装并不是骨感女孩，大多数是比较有肉感的女孩，这些女孩穿上透视装似乎就是向人们展示自己的肉感。

　　透视装更能显示出东方女性的性感美。现在的透视装并不是完全透明的，让人一览无余的，而是增加了一些轻纱或者丝绸，让人有一种想窥觑的感觉，却又不敢直接去触摸，增加了性感美的神秘感。这种透视装能产生无限的诱惑，让人总是想着去探索一下透视装后面的实体。人们对那种未知的东西都是充满好奇的，想知道到底是隐藏了什么，透视装就起到了这种作用，它对于那些看着它的人充满了诱惑力。

　　透视装一是显示出一种美，另外它也是向他人暴露着自己，是一种对自由的向往，也是一种意识的表达，是人类对自我存在的另一种方式的证明。其目的就是暴露自我，引起他人对自我的关注。现如今，对女性的暴露自己，我们不会觉得是一件难以接受的事了，正相反，这已经成为人们的一种追求了。但是，在透视装这场游戏中，如何玩得恰到好处，这就需要仔细掂量了。

● 选择适合自己的透视装

　　适合自己的才是最美丽的。所以在选透视装的时候，一定要选择适合自己的，比如你的皮肤较白，就可以选白色或者粉色等淡色透视装，这样才能和自己整体搭配。

● 不能太透

　　女性都有些隐私是留给自己的，这些隐私是需要保护好的，所以在选透视装的时候，一定不要挑选太过暴露的，否则别人是难以接受的，尤其是自己的老公。

● 敢于尝试

　　既然想穿的话，就买一件给自己穿上。可以从透视单品开始尝试。不要过于羞涩，也不要太在意别人的眼光，毕竟你不是为别人活着，如果想尝试透视装，那么就开始吧。

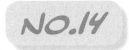

她喜欢同性
——对自己的一种接纳和保护

> 其实，我不是喜欢刺激的人，我也不喜欢超乎寻常的事情，可我，居然对我的一个同性朋友超级迷恋，我知道我不是同性恋，但是我还是不由自主地依赖她，为什么我会有这样的心理呢？

喜欢她，依恋她，并因为她的存在而使自己的心神愉悦，这是人内心的一种美好的感觉，人的情感是可以有双向选择的，也可以是泛爱的。如果你喜欢同性，也能说明你是一个很有爱心的人，是一个有很强的爱的动力的人。这样的人往往会觉得生活是美好的，会用心生活，懂得享受生活中的每一份幸福。

喜欢同性其实是对自己的接纳。喜欢自己，能接纳自己的人，也必然能接纳自己的生活，更能感受生活的美好。心理学指出：人在成长的过程中，需要一个镜像陪伴，通过对方看到自己，通过接纳对方，也更好地接纳自己。而女孩子似乎更需要这种镜像陪伴，也就更容易彼此之间产生爱情，女性同性之间的爱情，会让她们彼此感觉到是母爱的温柔，似乎回到了母亲的怀抱，重温儿时的柔情。有人说女孩与女孩之间的爱情是世界上最唯美的爱情。

同性依恋是一个人成长过程中必然要经历的，只不过是有的人强烈些，能感觉得到，有些人相对弱些，没有明显的感觉。人的发育过程是从幼年的自体性快感，经过少年的同性快感，成年时期的异性快感，又回到老年时期的自体性快感。因此可以说同性依恋是一种平常的心理需要。

在自然界中，同性依恋也是普遍存在的，但是对于自然界中的生物群来说，保持物种的存在，繁衍意识超越了一切。人类也一样，为了保持物种的延续性，我们会将关注点放到繁衍问题上。但是当今世界，人口已经达到一种相对稳定的状态，环境破坏严重，资源匮乏，生殖已经不是人们对爱情追求的唯一目的了。既然生殖不是爱情的唯一目的，那么人们就会选择多样的爱情，同性恋则是其中之一，同时，也排除了生育带来烦恼。

同性恋只是恋爱方式的一种，对于这种爱情模式，我们应该改变我们现有的观点。

● **理解同性恋**

同性恋是心理发展的必经阶段，对此，我们应该给以理解，不要觉得同性恋就是一件见不得人的事情，从心理排斥这种情爱模式，换一种角度想，爱同性其实也是在接纳自己。

● **正确看待同性恋**

肉体产生的快感是不分男女的。所以，在没有生育这一强烈的主观愿望之下，我们就不需要拘泥于一定的情爱模式，我们可以选择多样性的情感模式，只要我们自己感到满意即可。

● **主动就医**

如果自己已经陷入到同性恋之中，但又想摆脱这种困境，我们可以主动选择就医。心理医生能及时提供一些心理帮助，帮助你走出迷茫的困境。

NO.15

网络色情
——满足私欲和缓解压力

> 雅婷在婚后七年选择了离婚，她和丈夫最终没有熬过七年之痒。离婚的原因是他们之间有了第三者，而这个第三者却是"网络"。雅婷忍受不了丈夫的背叛，最终选择了离婚。网络色情是不忠的吗？

在中国1.23亿的网民中，58.8%是男人。无论网聊还是网络色情，他们总是首当其冲。这个群体被人们称为"好色一代男"，他们年轻，精力充沛，生活舒适而稳定，总想着给平淡的生活注入些新鲜养料，而互联网为他们提供了平台，在互联网上他们可以找到新的刺激，网络也就成为他们满足私欲的绝妙工具。

有些人因为妻子长期不在身边，寂寞难耐或者自己的生理需求无法得到满足，于是选择网络来填补内心的空虚，通过网络色情来满足自己的性需求。长此以往，对网络有了一定的依赖性。

另外一些人，不满于现实生活的平淡，通过敲击键盘寻找刺激，在网络世界里寻求安慰，他们认为网络是另一个世界，不会影响他们的正常生活和伴侣关系。网络带有安慰色彩的便捷方式，能给人一种自我保护的感觉。法国精神治疗专家和性学家阿兰·黑里尔认为，虚拟的性爱不会使人产生罪恶感，双方并没有肉体的接触，网络性爱是一种不要负责的契约，人在幻想中和别人发生关系，实际上是一种自慰。

色情网站是性幻想的一部分，有些人上网，借助自己的超级想象能力和虚假身份进行网络性行为，以此来缓解现实生活中的压力。网络给很多男女提供了发泄性冲动的平台。人类性学的讲师让·玛丽·苏特莱德认为，小小的发泄有利于减轻压力。

在互联网上寻求刺激表明人在现实中的需要被忽视了。可能夫妻双方对性的需求界限存在很大的差异，或者两人的性关系中存在太多僵化套路的东西。其中一方得不到满足，于是寻找别的途径来满足自己的需求。但是有些人过分沉迷于网络色情，给妻子造成极大伤害，最终导致家庭破裂。因此，我们一定要避免沉迷于网络色情之中。

● 夫妻之间加强沟通

夫妻之间应该推心置腹地交谈，把自己的需要大胆讲出来。有时候对方迷恋网络色情看似是对方的问题，实际上问题在自己身上。因此，另一方也应该及时审视自己，尽量满足对方的需求。

● 给生活制造一点浪漫

长期固定模式的生活难免使人疲倦，偶尔给自己的生活制造点浪漫，比如，情人节给对方精心准备一份礼物，或者在对方生日的时候吃一顿烛光晚餐等，就会给生活注入新鲜元素，使彼此感受到对方的爱。

● 改变形象

改变自己的形象，做做美容，或者改变一下穿衣风格，让自己以一种崭新的形象出现在对方面前。再或者与对方分开一段时间，人为地制造一些新鲜感。

NO.16

难忘旧情人
——自我陶醉以及对现实的修改

> 我一直在寻找着一个和他一样的男人。照理说，他已经离开我了，我应该忘记他，但是在生活中，我总是在寻找着他的影子，找男友的标准也是按他的条件，怎么才能摆脱他的"魔爪"呢？

很多时候，旧情人是难以忘怀的。在以后选择伴侣的时候也会处处以他为标准，将他化为理想情人的影子，不停怀念着那段美好的回忆，梦里也能常见到他的身影，甚至在酒醉的时候会喊出他的名字。从来都不会轻装上阵地迎接下一段的爱情，总是拖着旧情人的衣裙走向新的感情。

对旧情人的怀念是对自我心灵的奖励和修复。人都有这样的心理，失去的永远是最好的。因为失去而变为一种永恒，因永恒而美好。对于永恒的事情，我们会把回忆定格为美好，爱情也一样，当一段爱情成为一种永恒的时候，它便成为一种完美的爱情。其实，也就是我们自己虚构了一个完美爱情。在这个虚构的过程，我们不自觉地实现了我们的需要。我们需要生活的多姿多彩，为平淡的生活寻找一些亮点，因此就会为自己缔造一段美好的爱情，说明我们曾经拥有过，经历人生的美好时光，暗示自己没有白经历一段感情，为平凡的生活泛起美丽的浪花。

对旧情人的回忆也是自我陶醉的需要。对于没有结果的爱情，很多人更愿意相信它是美好的，尤其是初恋。初恋让人心醉，让人难以忘怀，这是因为初恋和旧情人有很多成分是为了自我陶醉而想象的，而人们对这种想象却深信不疑，觉得它就是曾经存在的。人在初恋的时候都希望一切都是美好的，可能在头脑中就为两个人的生活设计了一个场景，而这个场景能给人一种奋进的感觉，让自己沉浸在幸福之中，自我陶醉在这种飘飘欲仙的感觉中，让人分不清不真实和虚幻，更加确定了这段感情的完美性，就会对旧情人记忆犹新，念念不忘。

旧情人终究已成为历史，可以保留对旧情人的记忆，也可以回忆你们的一切，但是不能沉湎于此，否则你难以开始下一段感情或者影响你现有的感情。

● **想象那段感情对你还有什么用**

既然记忆结束了，那么也就不会重新开始了，对于念念不忘的旧情人，要想想，还想他有什么用呢，他能改变自己什么呢，只能给生活带来麻烦。为什么要给自己平静的生活添一道麻烦呢。

● **你失去的，他也失去了**

面对旧情人，不要总想着自己为他付出了那么多，自己失去很多的东西。你失去的他也失去了，你们是公平的。重塑你的性格，找回你的个性，你的生活依旧是美好的。

● **不要逃避现实**

爱情已经不存在了，就不要通过那些美好的回忆来抚平自己心中的伤疤，勇敢地面对现实，想想下面的路该怎么走，这是最主要的，因为你的人生路还很长。

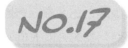

喜欢老男人
——恋父情结和物质与精神的满足

> 很多女孩喜欢老男人，明明知道自己不能爱上他，但还是心甘情愿去冒一次险，中一回老男人的"毒"，爱上老男人就像品一杯红酒。为什么很多女性会迷恋上这种"红酒"呢？

随着社会的不断变化，女人选择爱人的标准也在发生变化，尤其是年轻女孩这一群体，年轻帅气的男孩已经不再是她们的最爱，取而代之的是并不出众的老男人。

在我们的社会形态下婚姻模式里的男主人公可以比女主人公大很多，这已经得到了文化认可和社会认同。但作为后现代人，越来越多的年轻女孩疯狂迷恋老男人已经成为一种愈演愈烈的文化现象。

心理学家用"恋父情结"来解释这一现象，也叫"爱烈屈拉情结"，相传在古希腊，爱烈屈拉公主因为母亲和她的情人谋杀了自己的父亲，故联合兄弟替父报仇，将母亲杀死。弗洛伊德根据这一故事分析人的心理，认为女孩有亲父反母的情绪，在潜意识里想要取代自己的母亲。在女孩成长的过程中，始终与父亲有着心理联系，无法分离，结果与母亲的关系渐渐疏远，最后导致无法与同龄男性正常交往甚至影响到婚姻生活。这样的女孩总是在寻找父亲式的恋人。而老男人往往是女孩心目中父亲式恋人的最佳人选。

　　再者，父亲过分溺爱或过早失去父亲的女孩都容易喜欢上老男人。在父亲溺爱下长大的女孩已经习惯了父亲带给她的安全感，她就像一个骄傲而任性的公主，喜欢得到他人细微的照顾和关爱，而这些从老男人那里很容易获得。过早失去父爱的女孩，往往会把对父亲的感情转移到另一个人身上。

　　除此之外，老男人能满足女孩的物质和精神需求。老男人的基本特征就是有钱，他们坚实的经济基础给自己赢得了获得爱情的筹码，同时，他们又是成功者的代表，因此更容易赢得女孩的仰慕。

　　经验也是老男人赢得女孩芳心的一大原因。女孩容易被他们青春年少时的悲壮经历和发家史所吸引，再者，他们丰富的性经验也在一定程度上吸引着经历单纯的女孩。另外，有些老男人能够不费吹灰之力帮助女孩解决困难，这使得年轻女孩对他产生更加强烈的信任感。

　　年轻女孩喜欢老男人的这一现象给家庭和社会带来了一定冲击，例如，第三者越来越多，离婚率不断上升。因此，年轻女孩们有必要调整心态，树立正确的择偶观。

● 女孩应该自尊自信

　　应该尊重自己，相信自己，调整好自己的心态，树正确的择偶标准，不要误把迷恋当成是爱情。不要让年轻时的幼稚心理毁了自己的大好青春。

● 经济独立

　　给自己找一份好工作，认真踏实地工作，不要投机取巧去走什么捷径，年轻人应该树立积极进取，努力拼搏的心态，培养一定的理财观，懂得充实自己的腰包，保持经济上的独立。

NO.18

爱上落魄男人
——因同情而帮助，因需要而爱

> 王敏凭借自己的实力开了一家公司，事业蒸蒸日上，可是爱情却很不如意，她爱上了一个因生意失败而患了抑郁症的男人，家人极力反对他们交往，可她却不想失去这种爱的感觉。

人们通常愿意接受高贵王子与善良灰姑娘之间的爱情，因为这种模式表达了人们对爱情的美好愿望。可是一个高贵公主爱上一个落魄男人的现实，却很难被大众接受，人们也很难相信一个落魄男人会有如此大的魅力。这个时候，人们通常会好奇、进而去探究这段爱情背后隐藏的秘密。

一个高贵公主到底出于何种原因会喜欢上一个落魄男人？心理学家分析，可能是男人的忧郁激起了对方内心的愉悦感。如果一个人仅仅是因为对方需要关怀而喜欢他，那说明这个人的内心并不快乐，别人的落魄与孤苦，能唤起这个人强烈的同情心，他人的忧虑恰好反映了此人内心的忧虑，与其说是帮助他人倒不如说是在帮他自己。

心理学上把 "因爱而需要"与"因需要而爱"作为判断爱是否成熟的标志。很多人分不清这一界限。有时候，对他人的爱并不是情欲的投入，而是一种理性的判断。理性往往会涉及道德、良知、规则，唯独没有私欲。心怀拯救欲望的女子喜欢上受苦的男子，是为了凸显自己，显示自己的重要性。因为在拯救别人的同时，自己也能获得快乐与满足。

而女性本身处于一种弱势地位，很容易被人忽视，通过这种爱情方式可以显示自己的地位和价值，获取他人的肯定。但是如果把爱情当作一种精神自慰式的游戏，通过救赎他人来救赎自己的话，那只会使自己陷入迷途。但不管出于何种理由，我们都应该理智、正确地对待自己的爱情。不要因为冲动或是某种不合理的理由去盲目追求爱情。

● 把爱放在心里

用其他方法去帮助对方，不要把感情作为投资，把自己的爱放在心里。可以以朋友的身份去帮助对方调节心理，走出失败的阴影，战胜当前的悲观情绪。

● 正确把握爱的时机

可以给对方充分的时间让他战胜自己，等他真正走出困境、战胜抑郁的时候，再把自己的爱说出来，双方以健康的心态、平等的地位进行交往。

● 加强与父母的沟通

应该多与父母在感情方面交流，把自己真实的想法告诉他们，参考他们的意见，给父母了解自己的机会，向父母证明自己的成熟，等到父母真正理解自己的时候，再确立恋爱关系。

No.19

面对更适合自己的伴侣
——对现状的不满和遗憾

> 　　我觉得自己是很爱我老公的，但是他的出现打破了我这种思想，我觉得他更适合我，更懂我的心。我想和他在一起，但是我又不知道该不该和老公离婚，我该怎么对待这个更适合我的人呢？

　　原本很和谐的婚姻出现了一个更适合自己的人，这就会使得两性关系面临一种挑战。对自己来说这是个比较大的诱惑，也是一个比较大的麻烦。如果我们找一个更适合自己的工作，或者找到一个更适合自己的房子，我们会欢呼雀跃，满足感也会充满心间，但是在爱情上能出现更适合自己的，则会带来更多的纠缠和无奈。

　　心理治疗师姬雪松认为：更适合自己的伴侣的出现，无论做出什么样的选择，能从中体验到什么，都是对自我的一种新的认识。人类有这样一个性格特征，总是从他人的眼中看自己。在更适合的伴侣出现时，会想：我为什么觉得他是最适合我的？他的哪个地方吸引我……这些总是有原因的，通过这些剖析，我们也能认识到自己本身未发现的本质，也会了解自己对伴侣的要求和自己内心的真实欲望。例如，一个女人在10年中总是能遇到更适合自己的，但是她没有做任何选择，后经过心理分析师治疗发现，她的恐惧就在于她害怕和别人建立亲密关系，所以，更适合的就冲淡了她对恐惧的感觉。姬雪松也认为："更适合的意义就在于，改变不一定是所有事情的结局，认识也许就是终点。"

如果更适合的伴侣出现，通常可能理解为彼此开始出现不满足。心理咨询师荣伟玲认为："在稳定的伴侣关系中，你主要的需要已经被满足了，但你肯定还有没有满足的需要，当它上升为最主要的需求时，会发现能够满足这个要求的人，看到更适合自己的伴侣。"也就是说这个更适合的伴侣是对两性关系的提醒，说明你们之间已经出现了不和谐，荣伟玲认为人的一生有两个年龄段容易出现更适合的，一是结婚之前，这个时期彼此还都不太了解，性格差异较大，双方都可能向外界寻找更适合的。二是年龄到了40岁，由于到了不惑之年，人们就会开始对自己的前半生进行总结，发现有很多的理想没有实现，有很多的遗憾，可能这个时候更适合的就更容易出现。

和谐的婚姻之上出现了更适合的，总是一件让人难以取舍的事情，如何抉择还要自己仔细掂量。

● **把握自己的幸福**

如果你的家庭还算幸福和谐，那么当自己遇到更适合的，还是不要放弃原有的家庭，因为想象的和现实的毕竟有差别。

如果你觉得适合自己的能给你带来幸福，那就要抓住机会，人生遇到更适合自己的人的机会并不多，抓住机会，也许一生的幸福就在这一瞬间。

● **了解自己**

当你不断遇到更适合的时候，你就要审视一下自己，了解自己为什么会不断遇到更适合的，是不是自己在恐惧什么。"更适合"有时只是缓解恐惧的一种方式。

第六章

负面情绪的干扰

——如何面对并不光鲜靓丽的自己

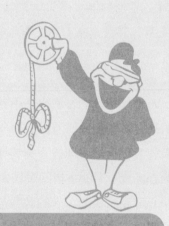

生活中的我们并不总是光鲜靓丽的，在潇洒、自信、干练、豁达、正直、勤奋的面具底下，还隐藏着一个暴躁、自卑、唯诺、自私、狭隘、敏感的自己。而且，这个自己也时常会展现在公众的面前，使自己的生活充满了灰色，使自己与周围人的关系变得紧张。

坏脾气
——寻求依赖、获得满足的错误途径

> 我总喜欢无缘无故地发火，为此我和同事之间的关系都不太好，老公也因为不能忍受我的坏脾气而总和我吵架，我也知道这样不好，但是，我怎么才能改掉我的坏脾气呢？

发脾气是我们日常生活中普遍存在的一种心理现象。每个人都有自己的脾气，各不相同。有的人脾气比较温和，很容易和别人相处，而有一部分人脾气很火爆，即被人称为坏脾气，遇事容易冲动、急躁，特别是遇到不顺心或者不平的事情的时候，更是火冒三丈。

心理专家认为，人的脾气与成长的环境和童年经历有关，有一个专有名词叫做"依赖障碍"。孩子在童年时期没有形成一种固定的依恋，长大后就容易发火，形成坏脾气。孩子成长到两三岁的时候，在和母亲形成依恋关系的时候，母亲没有及时给孩子这种依恋，或者母亲在爱孩子的同时又让孩子感受到了被伤害的体验，亦或是在孩子形成依恋这一时期，照顾他的人不断更换，不能形成稳定的依赖模式，在孩子的心里形成一种依赖障碍。这时，孩子就会以一种逆来顺受的方式来接受这一现实，表面看起来很乖巧，但是内心却压抑着"婴儿的愤怒。"这种潜在的愤怒在孩子长大之后，会不自觉地爆发出来。生活中，他们总是会无缘无故地将愤怒发泄给他人，给人一种莫名其妙的感觉，让别人感到他们的脾气坏透了，同时，这种坏脾气也会让别人感到很恼火。

坏脾气的形成也和同时期父母对孩子的过于溺爱有关。孩子小的时候，父母总是不顾一切地满足孩子的所有愿望。小的时候，孩子总会向父母提出这样或那样的要求，当父母不能满足的时候，就会发脾气，哭闹，而父母为了阻止孩子继续哭闹，就会同意孩子的要求，这样在孩子的心中就形成这样一种逻辑：只要自己发脾气，就能得到想要的一切，从而形成一种以自我为中心的性格，也成为生活中一贯的思维。长大后，自己的愿望和要求一旦不能实现，不能得到满足，就选择发脾气，以此来发泄自己心中的愤怒，维持自己的中心地位。

坏脾气能给自己带来许多不便，我们都是有能力改变脾气的，使自己的生活过得更好。

● 释放自己的坏脾气

当自己想发脾气的时候，可以选择其他的方式来释放怒火。例如，可以选择打沙袋或者踢足球等，通过这种运动方式将我们的怒火释放掉。

● 克制自己的脾气

当我们想发脾气的时候，要想想为什么要发脾气，发脾气能解决什么问题，我们从中能得到什么。在发脾气之前多问几个为什么，能平静我们心中的怒火。

● 鼓励自己不发脾气

我们可以选择一种奖励制度，如今天少发了一点火，可以给自己买点东西或者食品鼓励自己一下，当你享受到这些东西的时候，想着这是胜利的果实，内心会有一种愉悦感。

NO.2

抱 怨
——因求之不得而失望和不满

"真是烦死了，去哪里人都是这么多；孩子一点都不懂事，什么时候能自己把事情做好呢；工作让我一点都不满意，同事太自私，老板太苛刻……"玲玲每天都这么发着牢骚，为什么玲玲总是有说不完的抱怨呢？

抱怨是人们日常生活中的一种普遍情绪。当人们在生活中感到不如意的时候总是会选择把这种不满发泄出来，会抱怨上司、同事、生活等。抱怨是一种心理宣泄，适度的抱怨不但没害处，反而对自己的身心健康有利。人生在世，十有八九不如意，如果长期把这种不如意压在心里，就会觉得痛苦，对生活失去希望。而事实上，生活不仅仅只有不如意，还有美好和幸福的一面。抱怨在一定程度上能够溶解我们心中的怨恨，但是也要知道"牢骚太多防肠断"，抱怨太多并不是什么好事。

其实，抱怨是人们对美好生活求之而不得的失望。对别人的抱怨，实则是自己心中无法解脱的欲望和烦恼。每个人都希望自己过得好一些，开心一些，但是生活却不能处处满足你，总会有些让你失望。生活让你失望了，而你心有不甘，一般人不会把这种不满压到心里，而是想办法把它发泄出来，抱怨则是最简单和最有效的方式，抱怨直接从嘴里发泄出来，毫不费力，也没有什么损失，抱怨之后心里似乎平静了许多。在人的心里似乎感觉那些自己没有实现的愿望通过嘴这么一说，就已经得到了实现，内心也获得了极大的安慰，心又归于平静的生活。

心理学家对抱怨做过这样的科学解释：喜欢听抱怨的人和喜欢抱怨的人都是关系欲求不能得到满足的表现。这也就解释了人们为什么总喜欢在自己信赖、亲密的人面前大发牢骚的原因，因为你们生活在共同的一个圈子里，情感体验基本相同，你的抱怨很可能获得共鸣，达成一致，大家一块发泄，发泄后觉得大家都一样，心理上就会找到一个平衡点，曾有的不愉快也就悄然而退。

抱怨固然有很多的好处，能帮你摆脱生活中的一些不如意，但是不要让抱怨成为生活中的一种习惯，否则将会深受其害。

● 复杂的问题简单化

遇到复杂的问题，用一种最简单的方式去解决，不要把一切都往复杂里想，把生活想得简单一些，那么你可能就会觉得生活是一件很简单、很愉快的事，抱怨也会随之减少。

● 退一步海阔天空

不要钻生活的"牛角尖"，有时候遇到难以解决的问题，不要要求太完美，可以退而求其次，当退一步后，会发现自己并没有损失什么，既然没有损失什么，还有什么好抱怨的呢？

● 脚踏实地，远离抱怨

抱怨是一种失衡的心理，是一种浮躁的表现，其实，抱怨并不能解决生活之中的任何问题，与其空有抱怨，还不如脚踏实地地去做一番事业，把抱怨抛在脑后。

NO.3

太敏感
——因自恋而对自己过分关注

我很在意别人对我的看法，总是担心别人对我的印象不好，对于别人的批评更是忧心忡忡，每一次别人对我的批评都是一场灾难。这样的感受让我很痛苦，但是我又不知道怎样才能让自己不敏感。

敏感是对他人评价或其他原因而引起的一种情感涟漪。敏感的人时刻在关注别人的举动，很在意别人对自己的看法。怕自己得罪别人，怕给别人留下不好的印象，总是时时刻刻都在关注自己，也在关注着他人，对周围的一切都充满了不安，每天要做的事情就是观察他人，反省自己。

敏感的人往往对自己过度关注。他们总是觉得自己很卑微或者很优越。感觉自己很卑微的人，会时刻关注别人对自己的看法，听到别人对自己一点点的批评，都会掀起心中的千层浪，觉得一定是别人瞧不起自己，开始对自我进行否定，内心忧虑不安，通常对付这种敏感的方式就是讨好别人，希望在别人那里得到自我的认同，这样心里才会舒服一些。而优越感强的人则会觉得自己是最好的，别人都应该尊重我，一旦有一点小小的不公平的待遇，就会让敏感的他们觉得自己没有存在的意思，这时候，过分敏感的人会觉得自己没有存在的价值，有的人会有结束生命的念头。

心理专家把这种过分自恋的人表现出的敏感称为"水仙花情结"。让·皮埃尔·文特认为过分敏感的人对自身形象的塑造存在着一定的缺陷。当自身形象与水仙花情节有机结合时，外界的刺激对敏感者具有很强的伤害力。过分敏感的人有一种衍射心理。当别人无意中指责他们的某一痛处，他们总会因此泛起很多的联想，觉得别人是在说自己所有的不好，开始回忆一天生活中的点点滴滴，越想越不安，最后得出的结论往往是生活是痛苦的，觉得自己失去了生命的价值，其实，在他们的眼中"他人即地狱"，因为他人的存在都会让自己产生怀疑，使自己不舒服。

敏感总是会给人带来一定的痛苦和负担，使他人不敢接触你，生怕哪一句不当的话引起你的误会，所以敏感的人应该学会摆脱这种负担。

● 不要过分关注别人

给自己找点有意义的事情来做，每个人有每个人的活法，不要总觉得别人的一切都是针对自己的，可能别人在说这句话的时候根本就没有想过你。

● 做一些自我检讨

如果你觉得周围的人都在伤害你，其实应该检讨一下自己，可能就是自己想得过多，把别人的任何语言都加上了自己的感情色彩。适当检讨自己，有助于走出敏感的阴影。

● 主动求助

主动请求周围人的帮助，跟别人讲明情况，也说一下自己的感受。当你觉得自己受到伤害的时候，让别人解释他们的行为，帮助你摆脱这种心灵上的困惑。

NO.4

容易厌倦
——喜新厌旧和逃避、怀疑心理

> 刚买了新车便迫不及待地想开，刚学没几天，就扔到了一边。看到人家的英语说得那么好，也想学，两天以后觉得还是说汉语吧，不用学英语了，为什么我就不能持之以恒，坚持把一件事做完呢？

人们似乎总是没有足够的耐性将一件事进行到底，半途而废似乎是人的天性，每做一件事的时候，人们都是热情高涨、信心满怀，但是往往是事情还没有进行到一半，人们就会感到厌倦，觉得没意思，不想继续下去了。

喜新厌旧的天性导致厌倦心理的产生，每个人都具有这种心理。人们在心理上是不喜欢过平静生活的。因为在远古时代，先人过的是狩猎生活，每天追赶着野兽，处于一种紧张、兴奋的状态，这种兴奋便深深地留在了人们的心里。即使进入了文明时代，人类对这种兴奋的体验还记忆犹新。人们会选择不断地追寻新刺激，对于已经开始进行的事情的热情会慢慢减退，直至消失。人们为了获得新鲜感和兴奋感，会需要不断变换生活方式，变换生活的内容，通过变换取得心理上新的刺激。

人们的恐惧和怀疑心理也是产生厌倦的因素。人总是害怕承担责任和担负义务的。人们进行一件事的时候，总要承担一定责任义务，人们从心里厌倦这种责任，就想着转移目标，换一种新事物，把自己的情感和依赖转移到新事物，用来逃避现在进行的事情。同时，当人们对自己的自信心有所怀疑的时候，人们就会出现厌倦心理，不愿意再继续现有的事情。因为，人们在做事情的时候，在事情着手以后，人的激情就会减半，而且，人们也会开始怀疑自己做一件事的能力，就会选择离开。

厌倦心理总是会使事情夭折。为了做好一件事，需要持之以恒的态度，那么怎么才能培养持之以恒的毅力呢？

● **找回激情**

做事情一定要有激情。所以，当对所做的事情失去激情的时候，要努力地找回失去的激情。可以想着这件事做好之后能带来什么样的效益，能给家人带来什么样的快乐等，也许这样你就会有激情将事情做完。

● **强烈的主观愿望**

做事情的时候，一定要想着我一定要完成这件事，无论遇到什么困难，都不能半途而废，自己给自己一些鼓励，当你十分想把一件事完成的时候，你就会坚持完成这件事。

● **制定目标**

给自己制订一些目标，先从简单的目标开始，目标制订后一定要执行到底，按部就班地把事情做完，当你能够做完一些小事的时候，你就会拥有自信，以后也就会有信心完成一些重大的事情。

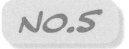

莫名的担忧
——思辨过多和自我求证

我总是会不自觉地冒出一些奇怪的想法，比如，想着家里着火了怎么办，孩子在路上出点啥事怎么办，老公要是在外面有了别的女人该怎么办，总是不断陷入到这样的思考之中，是我神经错乱了吗？

担心这担心那是一种常态，因为人生活在一个利益和规则的社会里，人们对既得利益和现有规则，总是要给予一定的关注。

其实，一般人坐到办公室里都会想到家里的门是否忘锁了，万一有人进去了怎么办，坐飞机的时候会想着飞机要是出事了怎么办。这是人的正常思维，也不用特意去压抑，事情过去以后，就会马上遗忘掉。但是有的人对自己的思维太过在意，属于思辨过多。通常情况下，很少有人注意自己是怎么样进行思考的，也没有注意过自己的思维动向和流动过程，但是思辨过多的人就会考虑自己是如何思维的，注意自己思维的动向和过程。差别就在这里，一般的人对于思考的事情很快就会忘记，但是有一部分人还会沉湎其中，不能自拔。沉浸在思辨过程中的人会一直不自觉去推论和求证这些感觉，他们的思维和逻辑不停地在判断。他们也知道应该排除这些思维，但是，又会陷入到怎么样排除这些思维之中，一圈套一圈，最后深陷其中欲罢不能。

有人说："莫名其妙担心的人是内心需要规则的人，并且他们也是时刻为自己建造规则的人。"人的思维有这样一个特点，你觉得它有问题，那么它就有问题。自我求证是思维永远的特点。比如，担心自己是个焦虑的人，就会在担心的基础上想着自己是个焦虑的人，那么就会想着怎么去克制自己的焦虑，这就又增添了一种烦恼，这种烦恼会无限地繁衍下去，因为我们会不断去想。被激活的思维系统，就需要一定的规矩来克制它，所以人们会不断寻找规则来克制自己的想法，需要规律给思维一个理由。因此，人们又不断地给自己定下新的规则，形成了一种思维与规则的怪圈。

一般的担心这担心那是在所难免的，但是过分的担心，就有点让人难以忍受了，因为人总是要生活的，心里总是想这想那会导致无心工作，无心学习，影响正常的生活，因此，我们也要学会控制自己的思想。

● 相信自己的担心是多余的

事情往往并没有想象的那么糟糕。没有必要担心这担心那。如果觉得自己的担心是必要的，那么自己就会在内心鼓励这种担心，这些担心受到一定刺激，反过来又增添自己的忧虑，如果想着自己的担心是多余的，没有必要的，担心可能就会消失。

● 多想一些开心的事

当想着自己担心的事情的时候，不妨放弃这种想法，想一些曾经经历过的一些开心的事情，用开心的事情代替担心的事情，就会把注意力转移，时间久了，担心的事情也没有发生，自然就不会有过多的担心了。

● 多听音乐

音乐可以改变人的心情，也可以提高人的兴奋度，同时，音乐也能净化人的心灵，使人的身心愉悦。当人的身心愉悦时，担心和焦虑就会大大减少，以至消失。

NO.6

多 疑
——源于对别人的偏见和误会

看到别人在交谈，就会觉得是在说自己；女朋友和别人多说了几句话，就会觉得她可能是对自己移情别恋；明知道自己不该这么怀疑别人，为什么还是情不自禁地去这样想呢……

多疑一般都是从一个假想的目标开始，通过论证又回到了那个假想的目标，而且在这个论证的过程中，证明了假想目标的真实性，继而也就说明了自己论断的正确性。其实，这是人的认知的一种奇妙的现象，人们总是从有限的认知模型去解释人们感受到的客观事实。当别人的解释和自己的解释有差异时，就会产生怀疑。

正常的怀疑人皆有之，这是一种正常的心理状态。但是这种猜疑一旦过了火，就是一种病态，如绝大多数人无端生疑，纯粹是为了证明自己的猜测和偏见，是一种心理失衡的表现。多疑是建立在一种猜测之上的。这种猜测往往缺乏事实根据，只是一种猜想，根据自己的主观想象去看待客观事实，从一个假想目标回到这个假想目标，就像画圈一样，最后越描越深。

怀疑心理的产生往往源于对别人的偏见。是在误会或者在别人搬弄是非的情况下发生的。俗话说"疑心生暗鬼"，当人们以自己的主观想象代替了客观现实，把别人的无意行为看做对自己的议论、讽刺、伤害，甚至把别人善意的劝告看做对自己的恶意攻击，并因此心生愤恨，甚至想要报复别人。最后不能自拔，久而久之，就会失去朋友，变得郁郁寡欢，失去对生活的信心。

所以，在心生怀疑时，要多想想怀疑能带给我们什么好处，什么坏处。权衡利弊之后，就会主动放弃怀疑。再者，怀疑多疑如同是一条无形的绳索，它束缚了我们的思维，使我们的思想短路。过度的猜疑还会让我们失去朋友，变得孤独寂寞，严重地损害了身心健康。因此，我们应该摆脱过度猜疑的枷锁。

● 理性思考，不要无端的怀疑别人

怀疑都是从无端的猜测开始的。所以，当我们有心怀疑别人时，首先要想想为什么要怀疑他？理由又在哪里？这个怀疑有没有必要？就算怀疑是对的，又能怎么样？通过这样理智的思考，我们的怀疑、多疑就会逐步淡化。

● 多和朋友进行交流，消除误会

怀疑、多疑也多源于误会，误会产生之后，就会有种种对朋友的猜测，陷入多疑的怪圈。如果和朋友之间有什么误会，最好能和朋友坐下来谈一谈，平心静气地交流，消除误会，才能避免产生猜疑。

● 消除自卑，增强信心

有时候，怀疑、多疑来自我们对自己的不自信。其实，每个人都不是完美的，大可不必为自身的一点点缺陷耿耿于怀，应该看到自己的长处，看到自己的优点，相信自己的能力，当自信的阳光照耀在我们身上时，怀疑、多疑就会远离我们的心灵。

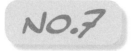

愤 怒
——维护自我界限和满足欲望

> 有些人总是一副义愤填膺的样子，眼睛睁得大大的，脸上有一万个不服气的表情，似乎世间的一切都和他有仇，好像随时都要和别人打架……控制怒火对他们来说好像是一个难题。

愤怒是所有哺乳动物都具备的情绪之一。婴儿能感受到的第一个情绪就是愤怒，这种情绪是与生俱来的，是人的本能。愤怒大多来源于对自身的愿望没能满足后而产生的失望，也是一种自我保护，但是除了本能性的愤怒外，心理学家还提出了另一种愤怒——符号性愤怒。

从根本上讲，人类的符号性愤怒的根源是对自我的认识："我是什么什么，我不是什么什么。"即，在人类的神经系统中存在着一个"我"，有一个对"自身"模糊的整体感，同时，人们在这种认识中也会划定一个自身的界限，一旦打破了这种界限，人的本能反应就会被激发，就会产生愤怒的情绪。如你对一只狗说上一千遍："你真是一条哈巴狗。"它也不会对你发狂，只要你不动它；而相对一个人来说，即使你给了他很多的好处，之后你对他说几遍："你真是一条哈巴狗。"他很可能会怒从心来，过来和你拼命。

这就是人类对自身的一种认识，是人类原始的自我感，我就是人，你说我是别的什么，自我感就会被打破，就会激发愤怒，而狗就没有对自身的界限，因此就不愤怒。此外，人类对自我界定的范围不断扩大也是导致愤怒的原因之一。随着社会的发展，人类对自我的概念和界定的范围也在不断地扩大，欲望也在无限膨胀，在这个过程中，人们感觉自身受到的侵犯就会越来越多。如我们渴望得到别人的爱，就会把爱归到是我们应得的，就把它划归到自我界定的范畴，一旦别人没有给予这种爱，就会觉得自身的期望遭到了否认，受到了伤害，愤怒也就会随之产生。

愤怒是人的一种不良情绪，会给人的身体带来严重的伤害。而人在愤怒的时候往往会失去理智，做出一些无法挽回的损失。所以，应当学会控制愤怒这种不良情绪。

● 不要对别人奢望太多

愤怒多数来源于没有满足的愿望。所以，我们不要对别人奢望太多，没有了奢望，也就没有了所谓的失望，更无所谓愤怒了。以一颗平常的心态对待朋友家人，即使他们没有满足你的愿望，你也不会轻易动怒。

● 回忆一些美好的时光

当你想愤怒的时候，先做一个深呼吸，然后开始想一些美好的事情，回忆过去的一些美好时光，这样就会让心归于平静，怒火也就会慢慢消退，久而久之，就会拥有良好的心态。

● 接受和你不同的意见

不可能每个人的意见都和你相同，遇到不同意见时，要试着找出其中的共同点，即使没有共同点，也要学会尊重他人的意见，毕竟，世上是允许有多种意见存在的，放开心胸，愤怒自然就会减少。

NO.8

自 恋
——追求别人的赞美和自我欣赏

有的人说起自己来总是滔滔不绝，一味地吹捧自己，认为自己才智过人，聪明绝顶；而对于别人的劝告，他认为是别人对他的妒忌……为什么有些人总是这么自恋呢？

圣经中说："像爱自己那样爱你的邻居"。可见，人首先是爱自己，其次才能谈到爱他人。心理学家称人最爱自我的这种本性为"纳瑟斯情结"。这个情结起源于古希腊神话，古希腊有个美少年，叫做纳瑟斯，他爱上了水中自己的影子，最后抑郁而终，化为水仙花。

事实上，每个人或多或少都有自恋的倾向，只不过没有那么严重而已。爱自己是一种很正常的心理，但也要看爱到哪种程度，对自己好一点，是一种正常的爱，但是对自己过分的好，认为自己比一切都重要，那么这种爱似乎就有些不正常了，是一种过分的自恋。

过分自恋的人往往表现出以自我为中心，无论何时都要夸大自我，常常幻想自己多么了不起，多么能干，做事情如果缺少自己，一定做不成。再者，他们希望自己时时都能引起别人的注意，希望得到别人的赞美，而丝毫不能接受别人的批评和指责。

另外，童年经历对自恋性格的形成有重要的影响。过分自恋的人一般在幼年时期都是备受关注，是在众人的围绕下长大的。在这种环境中，他会特别在意别人的看法和评价，以及自己的外表、行为。所以，长大后，他们依旧是十分在意这些，并不断地追寻别人的赞美，把在别人面前出风头视为最大的成就。其实，自恋的人的自尊心很强，也很脆弱，承受不住任何打击。

儿童和父母长期分离或者父母对孩子的教育过于粗暴或溺爱，都会导致孩子自恋型性格的形成，因为在成长的过程中，觉得只有爱是最安全的，也是最有效的。此外，心理学家认为，自恋的性格形成的原因是由于自身不能把本能的心理力量投射到外界某一客体上，而是将该力量留存在体内，由此，也便形成了自恋型性格。

人人都是爱自己的，爱自己没有什么错，但是过分的爱自己就会扭曲自己的人格，也会让他人心生厌烦。因此，一定要避免自恋型性格的形成。

● 化解自我中心观

自恋型人格主要是以自我为中心，所以想摆脱自恋型人格就要让自我退居到第二位，不要事事先想着自己。在做事情时，不要总是想着得到别人的赞美，也不要想着自己是最有本事的，经过一段时间的自我克制，就会逐步摆脱这种性格。

● 学会爱他人

自恋型人格要学会爱他人，唯有学会爱他人才能真正摆脱自恋，因为想要收获爱，就必须要付出爱。生活中，试着用简单的爱去关心别人，在别人需要帮助时给予简单的帮助，在别人生病时送上简单的安慰，就会逐步摆脱自恋型性格。

● 凡事多动手

自恋型的人往往喜欢指使别人，总是想着让别人帮自己做好一切。要想摆脱这种性格，就要勤于动手，当想要别人帮自己做什么时，及时放弃这种想法，自己动手把事情做好，一段时间之后，就会习惯于自己解决自己的事情，自恋也就会逐步消失。

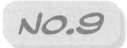

自 卑
——先天不足或攀比造成的挫败

> 很多人做事情非常胆小，总是感觉自己做什么都不行，上课不敢举手，开会不敢发言，试图避开所有人……造成这种现象的原因在于这种人有着严重的自卑心理。

自卑是一种常见的不良心理，它严重影响着人们的身心发展。例如，有的人技术本来不错，但是一旦发现同事不但技术不错，还懂外语，自身的优越感就消失殆尽，心里就会严重失衡，自卑感也会悄然而生。

心理学家认为，人人都存在着自卑感，而且随时都会产生自卑感。如生理上的缺陷和不足，家庭或社会上的地位不高，交往中的人际关系不好，别人不屑或者怜悯的眼神等都会诱发自卑感的产生。生活中，人们总是不断拿自己和别人比，而且总爱拿自己的短处和别人的长处比，在比较中就会觉得自己不足，会有失落感，也会因此而气馁。具有严重自卑感的人会意志消沉，郁郁寡欢，不敢见人，甚至不敢说话。

人这种生物具有攻击性，而这种攻击性的表现方式，就体现在人在心理和行为上处处与他人进行比较，总喜欢和别人一争高下。当对手很强大的时候，就会觉得自己不如对手，挫败感就会产生。另外，对他人的攻击性也开始转向自己，自责、懊悔、恐惧，由此，自卑感也就产生了。通俗地说，人要是没有攻击性，也就没有了技不如人的自卑感。

很多人的自卑感产生于童年时期与成人的比较。在儿童时期，力量比较弱小，看到成人什么都能做，就会觉得自己什么都不行。但如果长大之后，父母包办孩子的一切，那么自卑感就会在孩子的心里扎根生芽，影响孩子的一生。

人有点自卑感不是什么大问题，但一个人如果总是沉迷于自卑的阴影之中，就等于给自己的灵魂套上了无形的枷锁，阻碍了灵魂和外界的沟通，使自己的心灵疲惫不堪。所以要走出心灵的困境，就要积极地克服自卑感。

● 照一下镜子，留下你的微笑

微笑不但可以消除自卑感，还可以让你拥有良好的情绪，让别人觉得你友善和开朗。所以，每天出门前照一下镜子，在照镜子的同时，留下一个微笑，而且自己一定要看着自己的微笑。这个微笑一定能带给你信心，让你觉得自己可以做好一切。

● 抬头挺胸，昂首阔步

心理专家认为，人的行动是心灵上的活动，缺乏自信的人大多会低着头走路。反过来，如果改变自己的走路方式，抬头挺胸，昂首阔步，不但会给你带来明朗的心境，还有助于提高你的自信心。

● 突破自己，相信自己一定行

给自己一点暗示，当做事情开始不自信时，首先要对自己说："我一定行"。在"一定行"这种心理暗示下，你会发现，事情并没有你想象的那么难，而你也完全可以把它做到最好。

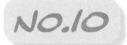

无 聊
——缺少心理依托，找不到生活价值

总觉得自己没事可干，也不知道自己想干点什么，觉得生活百无聊赖，没什么意思可言，总想给谁打个电话，打完电话以后，也觉得这种无聊的电话也很没劲。怎么才能让自己的生活充实起来呢？

无聊是精神找不到寄托。通常情况下，空虚无聊的人都会感到生活了无生趣，没有快乐可言，觉得生活本身没有任何意义，看不到自身的价值，内心没有真正、深刻的满足感。内心感触是一切都是没有意思的，有一种虚无感。

空虚无聊的本质在于无意义感。从生命学的角度看，一个人存在的基础是能感觉到自身的价值，觉得生命与生活是有意义的。而生活和生命是否有意义，取决于生活是否有一定的奋斗目标，并且有为之奋斗的动力。一个人生命的意义就在于目的与过程的交互作用，如一个人既定的目标已经实现，但新的目标还没有出现，在这个时期可能就会出现一种空虚无聊的心理，不知道自己该做什么，也不知道能做什么。这就像一座漂浮在海上的小船，突然灯塔上的灯熄灭了，小船也就失去了目标，会在大海上漫无目的地浮漂。人生也是如此，寻找人生的目标并不是一句空话，它有着实实在在的意思，有着积极的价值。

无聊是找不到一定的心理依托，找不到生活的价值，以及生活的平衡点。当感觉自己无聊的时候，最好的办法就是找到精神寄托。这个时候，可以找点事情做，如选择收拾一下房间，做做家务，或者找一本好书读一读，也可以出去转转。因为长时间处在无聊的状态中，人会否认自我价值，觉得自己一无是处，进而害怕接触社会，接触生活，也很有可能导致抑郁症的产生。

无聊能摧毁一个人的意志，对自己的身心发展也不利，无聊也使一个人失去对自我正确的认识。

● 给生活一个目标

目标是摆脱无聊的有效手段。当我们拥有了一定的生活目标时，就会想着为之奋斗。当所有的空余时间被要做的事情占满了，就会觉得自己的心被充实起来了。

● 使自己忙碌起来

生活中有很多事情是需要做的，关键是你做不做。例如房间需要整理，书籍需要我们品读，父母需要照顾等。

● 旅游和运动

旅游和运动都能排解你的无聊。当你觉得自己无事可做的时候，可以出去旅旅游，如爬爬山，逛逛公园，或者做做运动，如打打球，浇浇花等，都能有效地驱除我们的无聊。

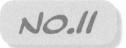

焦 虑
——对未来不能掌控或差距造成的不安

不知道为什么人们总是爱担心明天，而且内心总是充满不安，时时处于一种紧张的状态之中，有时候，这种不安虽然能够摆脱，但却又陷入到另一种困惑之中……

在你认为的一件重要事情没有完成之前，你常常会紧张不安、忧心忡忡、坐立不安，即使你自认为心平气和，但是你的行为却和平常大不相同，要么走路步伐飞快、要么频繁地摸头、要么反复拍桌子，其实这些都是焦虑的表现。焦虑仿佛一层淡淡的阴云笼罩在现代人的心头。焦虑是对即将来临的危险和问题进行的特意等待，是人最常见的一种负面情绪。

大到国家的巨变，小到生活的各种问题，每个人都得面对不可预知的将来和不停的选择，并因此焦虑不已。例如，新政策的出台会使人焦虑，金融危机带来的负面效应会使人焦虑，孕妇会在临产前产生焦虑，高三学生会为考大学而焦虑，父母会为孩子学习成绩不理想而焦虑，病人会因为疾病而焦虑，医生因为手术而焦虑，等等。因此说，焦虑是一种非常普遍的心理。

现在年轻人中流传着一条物质版"四有新人"的标准，即：有车、有房、有爱人、有孩子。这条标准的言外之意就是，不管通过何种途径，人人都要为自己的将来奋斗。在这个时代，你只有达到这个标准，才算是实现了自我，这种评判人的价值标准给现代人带来一定压迫感，有了压迫感，自然就会产生焦虑。另外，理想和现实之间的差距也是导致人产生焦虑的原因，人们总是觉得科学技术的进步能够使人能更好地掌握自己的命运。结果，对于目前的痛苦难以承受，心理承受能力有所下降，焦虑情绪便会悄然产生。

长期焦虑会影响到人的正常生活，我们应该跳出焦虑的泥潭。

● 增强自信心

自信是治愈焦虑症的基础，一个自信心不足的人往往会对自己的能力有所怀疑，总是认为自己失败的概率比较大，因此会忧虑、紧张和恐惧。我们应该增强自己的自信心，自信心越强，产生焦虑的概率就越小。

● 适当放松自己

要适时地调整自己的精神状态，可以散散步，或者赏花、旅游等。总之，可以做一些轻松的休闲活动，让自己紧张的神经变得松弛。

● 自我反省

有些焦虑是由于人们对自己的情绪和欲望进行了潜意识的压抑。当面对难题时，焦虑又会迅速出现。所以，要不时地自我反省，把压在心中的痛苦全盘托出。

● 自我刺激

处在焦虑状态中的人，总是坐立不安，心神不定，会胡思乱想。此时，可以采取自我刺激的方法，或读一本有趣的书，或做瑜伽，以此来转移自己的注意力。

NO.12

忌妒心
——攀比中发现不足和惧怕竞争

有很多人，当看到朋友取得成就时，忌妒心就会发作，从来不肯分享他们成功的喜悦。而且越是亲密的朋友就会越忌妒，心里似乎没有真正的朋友。要怎么样才能做到不忌妒自己的朋友呢？

忌妒是由于别人超过自己而产生的一种消极抵触的心理。当看到别人取得成就时，心里便会产生羡慕与憎恨、失望与猜疑、虚荣与屈辱的复杂情感。忌妒程度有深有浅，通常深藏在人的潜意识中。

人与人之间的比较通常会使人产生忌妒心理。因为人是一种群体性动物，在群体生活中，免不了会有比较，而人与人之间天生存在着差异，通过比较能突显出这种差异，彰显出个体的个性。相对于动物来讲，人有着理性思维，所以会有比较意识，而动物却没有这种意识，它们会本能地选择一种补偿机制，跑得不快的动物也许跳得更高，不灵活的动物可能会更加凶猛。它们不会因为某方面有缺陷而悲伤。然而人却不同，人会因为自己的不足而痛苦，例如自卑的人总是习惯拿自己的短处与他人的长处做比较，而自信的人往往会拿自己的长处去和别人的短处比较，这说明人与人之间的思维方式也存在差异。忌妒朋友的成就表现出自身的自卑心理，拿朋友的成就和自己的缺陷做比较，自然会感到失落，进而产生忌妒心理。

再者，人与人之间还存在着竞争关系，只有存在竞争，社会才会有进步，人的创造力也才会被激发出来。可是有些人害怕竞争、讨厌竞争。他们担心竞争给自己带来改变，不愿意承受改变带来的心理压力。这种畏惧心理致使人对他人产生抱怨、忌妒，而抱怨、忌妒使人不求上进、不求进取的懒惰心理合理化。竞争迫使人不断更新观念、方法和技术。它考验着一个人的内在能量，如果你能在逆境中找到突破口，看到机会，那么就能在竞争中取胜。

忌妒心理不仅影响人的身心健康，还会大大降低学习与工作效率。心理学家弗洛伊德曾经说过："一切不利影响中最能使人短命夭亡的，是不好的情绪和恶劣的心境，如忧虑和忌妒。"同时，也只有浇灭心中的忌妒之火，我们才能拥有良好的人际关系，才能交到真正的知心朋友。那么，该怎么消除忌妒心理呢？

● 宽厚待人，开阔胸襟

培养豁达的人生态度，摆脱私心杂念，正确看待人生价值，要懂得"强中自有强中手"，"天外有天，人外有人"的客观规律。

● 找出优势，化忌妒为动力

忌妒者往往拿自己的短处和他人比较，试着找出自己的优势，与他人的短处比较，让失衡的心态得到平衡。同时还应该学会赞美别人，把忌妒转化为前进的动力，进而超越自我。

● 转移注意力，寻找自我价值

试着让自己忙碌起来，如参加各种活动或者努力工作，或者学习一种新技能。当一个人充实起来的时候，根本无暇去忌妒他人，同时又能找到自我价值。

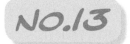

挫败感
——因要求过高而不肯接受自己

> 　　总觉得自己做不好要做的事情，害怕面对未来，对于现在所做的事情没有信心。即使很小的失败也会让我觉得自己就是个什么事情也做不好的人，总有一种挫败感，我怎么才能找回丢失的自信呢？

　　自信是一种能够实现自身愿望的内在动力，是实现自我价值的精神源泉。纳撒尼尔·布兰登对自信是这样解释的：自信，首先是一个经验，那就是发现自己能够面对日常生活中的挑战，也就是相信自己具有思考、学习、选择、决定、适应变化等能力，知道自己应得到幸福。

　　童年的挫败感会对一个人建立自信造成一定的影响。在童年时候，父母、老师可能对孩子有过高的要求，但是孩子没有能力来满足他们的要求，在心理上就会有一种挫败感，觉得自己是不是很差劲，内心的愧疚、忧虑、自卑感等因素可能导致孩子长大后很难建立自信。虽然自信不是天生的，但是却完全可以在后天的生活中建立起来。

　　要相信自己。生活并没有想象中的那么糟糕，也没有想象中的那么难。试着分析一下自己害怕生活的因素，是什么导致自己不自信的，内心到底在害怕什么呢。其实，自信就是一种觉醒，它是由日常生活中的实践而来。因此，为了找回自信，就要把自己融入实践之中，不断地去感受生活，即使失败了，也不过是从头再来。

人不能否定自己。在人的心灵世界中，接纳自己要比接纳别人困难得多。对自身价值的认识总是以别人作为参照，在比较中进行的，通过比较，人们更容易否定的是自己。此外，对他人的期望和需求也很容易模糊自己内心的感受，往往看不清自己，否定自己，将自信丢失在人群之中。所以，人要接受自己，不要把自己困在比较的关系网之中，只有接纳自己，人才能变得自信和幸福。

只有充分相信自己，才能在生活中重新建立遭受挫伤的自信心。相信自己，就要相信自己的价值，只有充满自信，生活才能充满阳光。

● 接纳自我

建立自信，首先要接纳自我，要相信自己的能力，相信自己的思想，情感，不要逃避现实，更不能自我否定，同时，也要敢于行动，行动是获得自信的最直接方式。

● 给自己定一个目标

建立自信是需要一个过程，选择一些简单的事情，当自己把这些事情做好的时候，就会有点幸福感，觉得自己也没有自己想象中的那么无能，接着做大一些的目标，自信就是这样一点点建立起来的。

● 不要推卸责任

缺乏自信的人往往喜欢推卸责任。把事情做不好的原因都推给他人，这样不但不能建立自信，时间一长，还会养成得过且过的习惯。是自己应该负责的东西，就要自己负责，承担起来，你的自信也就会随之而来。

NO.14

负罪感
——过于敏感或因无能为力而愧疚

> 朋友做错了，我说了她两句，事后，我很后悔。觉得自己不该说她，开始责备自己，有一种负罪感。这种感觉让我很不好受，我想摆脱它，但是我不知道该怎么办。

负罪感就像住在我们大脑的一个精神审判官，时时刻刻都在监督我们的行为、思想、言行等。它时常困扰着我们，让我们的心里充满了自责。当我们的行为、言行、思想有一点不符合社会标准的时候，它就会跳出来，告诉我们，你不应该那么做，那么做是不对的，它便开始对我们进行审判、裁决。

负罪感和我们的文化界定有直接的关系，也和一个人的性格、思想、生活环境有关。其实，我们每个人都在不同环境下，以不同的方式体验着负罪感，这些负罪感有的时候给我们带来无限的痛苦，有的时候负罪感也能规范一个人的行为，指导一个人的思想，负罪感能让我们的不良行为得以矫正。

我们的文化、价值观和负罪感直接相关。如道德观告诉我们要帮助朋友，可是，有的时候我们也无能为力，内心就开始责备自己，会觉得自己对朋友太自私了，怎么可以这样对待朋友，或者当我们很不爽的时候，对父母的唠叨产生厌倦，和父母顶了几句，惹得父母很生气。事后，孝道这种传统文化就会过来审判你，指责你的不孝，内心的负罪感悄然而生，我们开始自责，觉得自己对不起朋友，对不起家人，从早到晚这种自责感就没有断过。它如影随形地跟着我们，似乎生活中的每一件事都会让我们感到难过、自责……价值观审视着我们的生活，使我们背负着负罪感。

负罪感也和人的敏感程度有关。有的人敏感程度很高，即使自己没有能力帮助别人的时候，心里还是惦记着这件事，总觉得是自己对不起朋友，没有尽到责任，负罪感一直在心中盘旋。

负罪感规范着我们的道德行为，同时也让我们心生痛苦，但是负罪感就像影子一样，是摆脱不掉的。

● 敢于冲突

事情既然已经发生了，那么再怎么自责都没用，我们要敢于冲破现有的观点，不要总是用过去的经验来检验现在的生活。要学着建立一种新的价值体系。

● 我不亏欠别人的

我们有自己的生活方式，也有自己的道德观点。当我们不能给别人提供帮助时，是我们的能力有限，不必自责，因为，我们不亏欠别人的，帮助他也不是你的责任。

● 改变自己的认知

一切负罪感都源于认知的错误。检查一下我们对哪些事情充满负罪感，这些负罪感来源于哪些认知，这样我们就能找出负罪感的根源，帮助自己摆脱负罪感。

NO.15

心高气傲
——掩饰自卑感，获得心理补偿

> 赵越总是喜欢摆出一副高姿态，心高气傲，瞧不起人，因此身边的朋友越来越少，最后竟然连一个知心朋友都没有，为此，他内心感到非常痛苦。那么，怎么样才能改掉这种心高气傲的缺点呢？

"心高气傲"一词，最早出自元代的《冻苏秦》第一折："我可也心高气傲惹人憎。"心高气傲即心比天高，气性骄傲，态度傲慢，自以为高人一等。心高气傲的人通常是因为自己在某一方面有点成绩、优点，或者物质上很富有，自我感觉良好，对自己有着良好的定位。这些人一般高估自己，表现出过分的自尊，对他人流露出看不起或轻视或贬低的态度。

有的心高气傲的人喜欢自我吹嘘，总是夸大自己的成就，喜欢张扬，逢人便说自己开的何种牌子的车，住的怎样高级的别墅；骨子里总是透着一股傲慢。有的人不喜欢物质上的炫耀，却表现出一种内心的自傲；在他眼中别人不是俗气就是土气，不屑与人来往，与人交流，总是把他人踩在自己的脚底下。心高气傲的人习惯怨天尤人，恨老天不公，感叹世态炎凉，对他人评头论足，在他们的世界里看到的永远都是负面现象。

其实在这些人的内心深处有着强烈的自卑感、不安全感和焦虑感。他们眼高手低，没有真才实学和实干精神，总是抱怨环境对自己不公或得不到他人赏识，好像自己是虎落平川。因此，他们在心理上拒绝与他人交往却又反过来责怪他人关闭了与自己交流的大门，把自己的尖酸刻薄误认为是他人对自己的不尊重。

成长环境是促使人形成心高气傲心态的主要原因。有的人在自己的成长过程中经历过感情创伤，例如父母的婚姻关系不和，家庭贫困，父母一方不在或者双亡，遭受他人的欺凌，父母没有给予安全感等，家族中有遗传的心理障碍等，都在一定程度上促使他们变得心高气傲，有着强烈的自尊心。

有些人为了掩盖自己的自卑感，为了获得心理上的补偿，通常会把自卑转化为自负和自傲。他们利用心理防御机制中的错位的转移机制，即"心理移位"，把自己的问题巧妙地转移到他人身上。

通常来讲，心高气傲会把人推向人际关系的死胡同，甚至使人患上精神分裂症。因此，我们一定要防止自己成为心高气傲的人。

● 提高心理素质

书可以丰富我们的知识，改变我们的思想，提高我们的心理素质。因此，不妨抽时间到书店去逛逛，认真挑几本可以提高自己心理素质的书籍。

● 学会忍耐与宽容

怀着理解的心态给对方一个微笑，忍耐并不是懦弱，也不是伤自尊，而是宽容美。适当的时候退一步，可以体现出你的涵养。

● 多参加集体型的活动

通过参加活动结交一些与你性格不同的朋友。学习别人性格中的优点，审视自己的缺点。

NO.16

优柔寡断

——决断能力差或害怕承担责任

......

> 穿西服还是夹克衫？吃西餐还是中餐？这份工作是继续做还是跳槽？对有些人来说，每一次的选择都是严峻的考验，因为他们优柔寡断，难以做出决定。那么，怎么样才能做到干脆利落呢？

很多心理学家认为，那些优柔寡断、自己不做决定的人对自我缺乏正确评价，他们内心有一种不现实的完美主义倾向，希望能够把握所有的因素。他们害怕失败，害怕失去自己已经拥有的东西，为此，变得畏首畏尾。众所周知，当你做出一个选择时，就意味着失去了其他选择的机会，然而有些人有着很强的占有欲，在占有欲的驱使下，面对选择他们会变得犹豫不决。一个人越是优柔寡断，越是不明白自己该做什么事，过于追求和幻想完美，往往会阻碍他做出决定。因为迟迟不作决定，就可以幻想自己从来没有失败。

法国心理治疗师皮纳认为，那些犹豫不决不做决定的人是在等待别人给他做决定，他们害怕承担选择带来的责任，而把选择权交给他人则意味着自己不用承担责任。的确，所有的决定在解决问题时，总会连带产生另外的问题，任何做选择的人总要付出代价，而那些优柔寡断的人可以通过自己不做选择来逃避责任。

另外，心理学家还发现，幼年时期的家庭环境也可能影响到人做决定的能力。法国心理治疗师克勒斯贝认为，不能做决定的人可能小时候对父母的意志百依百顺，长大后，失去了听从自己需要的能力。很多父母，总是代替孩子做决定，孩子就逐渐丧失了自我决断的能力，致使他们从来不知道自己做决定会带来什么样的后果。

威廉·沃特说："如果一个人永远徘徊于两件事之间，对自己先做哪一件犹豫不决，他将会一件事情都做不成。"所以，我们应该克服犹豫不决的毛病。

● 决定取舍

不要追求尽善尽美，"金无足赤，人无完人"，只要不违背大原则就可以决定取舍。

● 有胆有识

人的决策水平与其所具有的知识经验有很大的关系，一个人的知识经验越丰富，其决策水平就越高，反之则越低。这也就是俗话说的"有胆有识，有识有胆。"

● 主动思维

"凡事预则立，不预则废。"平时经常开动脑筋，勤学多思，是关键时刻有主见的前提和基础。

● 自强自立

培养自立、自信、自强、自主的勇气和信心，培养自己性格中意志独立性的良好品质。

● 遇事冷静

排除外界干扰和暗示，稳定情绪，由此及彼、由表及里地仔细分析，亦有助于培养果断的意志。

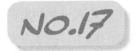

完美主义
——过度自恋和弥补缺憾

　　在这个竞争激烈的社会，似乎人人都是完美主义者，他们总是力求在各个方面都做到完美。但完美让人费尽心力，不知道是为了更好还是更坏。那么，要怎么样才能摆脱这种追求完美的心理呢？

　　人本主义心理学家马斯洛提出人有着"自我实现"的需要。"自我实现"就是尽最大努力使自己成为可能成为的一切，其实这是在追求一种完美。追求完美的心理完全符合人性，因为人天生就想体验极致的快乐和痛苦。

　　有些人极端自我，过度自恋，有着典型的自恋型人格。心理治疗师妮可·迪可凯纳认为，过度自恋的人渴望自己出类拔萃，甚至到了神经质的程度，总是很极端，在完美和最坏之间徘徊。而自恋者彻底拒绝自身的不完美，不允许自己出错；他们过度地爱自己，这种爱已经到了疯狂的地步，一旦出现一些小错误，就会痛恨自己。

　　事实上，过度自恋属于一种幼稚病，每个孩子在小时候都曾有过幻想，认为自己无所不能；而成人之后的自恋正好弥补了儿时没有自主权的心理缺憾。再者，也可能是父母过于偏爱孩子，优越的家庭环境培育出了一个个"小皇帝"、"小公主"，长期的生活模式造就了他们自恋的性格。还有的父母对孩子的期望值过高，把自己当初没能实现的愿望都寄托到了孩子身上；而孩子为了使父母满意，也给自己定了过高的要求。

另外一种完美主义者属于迷恋细节型的，他们喜欢在细节上挑剔。法国精神病医生克里斯多夫·安德烈认为，过分追求细节的人属于严重的"焦虑病患者"，他们惧怕缺陷，害怕缺点，喜欢给生活制定规范，按照一定的步骤行事，对周围的人和事过分挑剔。不过，研究表明，过分追求细节的人很容易产生心理危机。

还有一种人属于梦想型完美主义者。这类人梦想完美却缺乏行动力，他们忽视了完美的重要特征，完美既是一种心理，也是一种动力。例如有些人找工作，如果达不到自己心中的完美标准，就不接受。他们不懂得人其实是在创造美而不是憧憬美。

在现实生活中，很少有人能品尝到追求完美带来的幸福，反而深陷完美的泥潭，无法自拔，甚至会连累其他的人。因此，我们一定要克服完美主义心理。

● 让完美成为一种动力

把追求完美转化为一种前进动力。弗雷德里克·方冉认为，好的完美主义是一种驱动力，但也会使人痛苦。但是，适度的痛苦能激发人的创造力。

● 满足自己的内心需求

有些人在他人眼中已经达到了完美，但是仍然不满足，感觉不到幸福。这种人其实并没有找到自己内心的真实需求，他们要做的就是进行自我剖析，找到内心深处的自然需求。

● 付诸行动

养成一种习惯，把自己的完美想法和完美行动联系在一起，把完美构思拆分成行动的各个步骤。然后按着这些步骤进行实践。

NO.18

总想负面的事
——对美好的企盼和对失去的恐惧

每当晚上躺下来休息的时候，脑子总是想着一些乱七八糟的事情，工作和朋友之间的一些不开心的事情，一大堆的负面情绪就会飘然而出，想着睡觉，却翻来覆去睡不着，越想越担心，越发愁……

总想负面的情绪是一种习惯，就像我们每天都要刷牙一样，如果有一天我们突然没有刷牙，我们就会觉得很不自然。同理，习惯关注自己负面情绪的人，如果哪一天不想着自己的负面情绪，心理上就会觉得空落落的，他们时刻在感受着这种情绪的存在，因为这种情绪困扰着自己，会想着怎么解决，又陷入到了另一种困境。

其实，总想负面的事情是对生活的一种恐惧，人们总希望自己的生活是美好的，对现有的一切要把握住，还要抓住未来的一切。人们在拥有的同时，最怕的是失去，那么就难免不为之担心、忧虑。有的时候工作一天下来，人们就会想着，我今天说的那句话会不会得罪人，得罪了他们，他们将来排斥我怎么办；我今天是不是在老板面前表现得不好，老板是不是以后不会重用我了……因为拥有，所以才怕失去，因为怕失去，所以才不住地去关注自己现有的一切，想把握住这一切，因此，人们就会陷入到担心的怪圈中，越想越担心，最后心灵就会被困在担心之中。

　　心理专家指出，人类是因为逃避孤独、痛苦和避开不愉快才努力去构建一个美好的社会，去工作，去恋爱。当我们把兴趣完全投放到所喜欢的事物之中，就会从中获得巨大满足感和愉悦感。假如能够构建一个较大的兴趣目标和爱好，而且沉浸于此，那么原始的孤独感和痛苦都会远离我们，也就避开了那些不愉快的事物，否则就会去想着那些情绪，在思维的怪圈中难以脱身。

　　总想负面的事情是人的一种思维习惯，就像我们习惯了见到了日月星辰一样，但是负面的事情总会给人的思想带来一定的负担。

● 给自己一个好睡眠

　　一个好的睡眠能让人感觉到身心愉快，也就会拥有一个好心情，精力也会充沛，那么做事的效果就会好，好的效果又刺激人产生兴奋，鼓励人们做好下一件事，这样总是处于愉快的气氛中，负面情绪就会逐步消失。

● 培养一些兴趣

　　兴趣是排除负面情绪的有效手段，当人们做自己感兴趣的事情时，心里会充满一种幸福感，自然也会对生活增添了一些信心，充满自信的生活很少能受负面情绪影响。

● 正视自己的感觉

　　对于自己的负面情绪，一定要正视，不要逃避，也不要努力地去克制，想想这么想对自己有什么好处，会给自己带来什么样的影响，有没有必要这么想，一般情况，自己就会否定了自己的想法。

NO.19

没有人喜欢我
——对环境不满和自信心不足

总觉得朋友对自己不够仗义，总觉得家人对自己不够关爱。也总是觉得老公没有对自己付出所有的爱。在生活中，很多人会觉得似乎所有的人都不喜欢我，这是为什么呢?

没人喜欢自己是对别人的一种谴责，也是对生活环境不满的一种表现方式。我们总是在抱怨没有人爱我们。例如，当朋友忘记我们的生日，生病的时候没有人给我们安慰，内心的感觉很失望，甚至是凄凉的，感觉自我的价值感也在慢慢地消失。

人对爱的渴望和自身实际对爱的感受总是存在着一定的差异，这种差异就像一条鸿沟，是永远也填不平的。人们总是渴望别人能给自己全部的爱，就像母亲爱婴儿一样，这种爱是无条件的，而且是全身心地投入，也是不求回报的。然而当人们长大以后，就不能再享受这种爱了。因为成人之间的爱是相互的，即使把你当宝贝一样看待的爱人，也不能给予你这种爱。这样你在渴望得到的爱和享受到的爱之间就出现了差异，你越是感觉到这种差异的存在，你就会越觉得别人是不爱你的，鸿沟越来越大，最后你就会感到没有人喜欢你，因为别人的爱总是满足不了你对爱的需求。

自信心不足也会让人觉得自己是不被喜欢的。喜欢抱怨没有人喜欢自己的人实际上渴望得到别人的赞美与肯定，他们似乎只有在别人的赞美声中才能找到自己的存在感，而这恰恰证明他们是不自信的。但是生活不会按照自己的想象那样进行，每天都有人赞扬你，肯定你，当生活中这种赞扬和肯定减少了的时候，他们就找不到自我存在的价值了。对周围的一切都感到失望，也就衍生出了一种没有人喜欢自己的心理。在这些人的心中自己全部自信都是来自他人的赞美与肯定，只有得到赞美和关爱，才能体会到生活的意识和生命的存在。

总在抱怨没有人喜欢自己，这不但对自己的生活不利，也会让身边的人感到很累。因此，我们需要改掉这种抱怨的心理。

● 生活是不完美的

生活总是有缺憾的，不要把生活想象得太美好，觉得周围都是充满爱的。如果你把生活想得太美好，一旦出现偏差，你的心灵就会受到打击，觉得周围没有人爱你。

● 不是所有人都是要爱你的

能无偿爱你的只有你的父母。所以，你要明白不是所有人都是有义务要爱你的，明白这点之后，你要试着减少对别人的爱的渴望，想想他为什么要爱你，你有什么权利要求他爱你。

● 清算一下你的付出

爱是相互的，有付出就会有回报。想一想，别人没有给你太多的爱，是不是你对别人付出的太少。对别人付出爱，也会收获爱。投之以桃，才能报之以李。

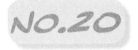

总觉得别人在针对自己
——害怕孤独和多疑

> 别人一句无意义的话，在他看来也是有目的针对他说的，别人一个不经意的眼神，也会使他立刻感到自己受到了仇视，为什么他总是把别人不经意的动作联想到自己身上呢，而他自己也很痛苦呢？

人是一种敏感性动物，时刻都在维护着自己的尊严和地位，时刻都想给别人留下最美丽的一面，同时，也时刻关注别人眼中的自己，希望自己是优秀的，一旦觉得自己在别人的眼中变得不完美了，就会觉得别人是针对自己的。大多数人可能很轻易就会化解这种仇视，但是有的人可能很在意这个，觉得别人就是和自己过不去，产生一种敌对心理。

人的群居性决定了人是害怕孤独的，人都愿意被群体接纳，害怕失去这个群体。当一个人感觉别人是针对自己的时候，也就会觉得自己有可能会被这个群体排除，内心就会出现恐慌，出现不安。一个从小在孤立的环境中长大的人，总觉得自己是被遗弃了的人，他有比别人更多的感受，有一颗脆弱的自尊心。当别人不经意冒犯一点点，甚至是个毫无意义的眼神，也会导致他的不安，觉得你是故意针对他。在他们的心理就会产生强烈的自卑感，觉得自己不如别人，别人抛弃了自己，因为他怕孤单，担心别人抛弃，所以会格外关注他人对自己的感受，也总是用消极的眼光来看待世界，别人一个无意的动作会使他们心里掀起千层浪；总是觉得大家都是针对自己的，找不到自己存在的位置，丢失了自我存在感，似乎他们就活在别人的眼中。

多疑也使得一些人觉得别人一直是针对自己的。其实，这也是一种过度敏感，过度敏感的人总是很在意别人的眼光，对别人总是持有一种怀疑的态度，他们的感觉是他人即地狱。生活中，他们会观察别人的每一个动作，每一个眼神，而且会把这些都当作针对自己的暗示，感觉全世界都在针对他们。

总是觉得别人针对自己的感觉并不好，这是既痛苦，但是又无法摆脱的感觉。为了摆脱困境，不妨试试以下办法。

● 去印证你的想法

当你感觉别人是在针对你的时候，与其在那胡思乱想，还不如直接去问个明白，跟他说明情况，请他给你一个解释，如果他的解释是和你的猜想一样，那么你要跟他解释清楚你的想法和感受，如果他的解释和你想法完全是两回事，那就证明是你在瞎想。

● 换位思考

想象一下，假如你是那个人的话，你有没有必要这么做。站到他的角度想一下，理解一下你的行为和感受，很可能你就会发现那是根本没有必要的。所以，你也就会明白，他根本无心针对你和伤害你，这样想着，心灵也就得到了解脱。

● 转移自己关注的目标

当你觉得别人是在针对你的时候，你可以选择转移一下关注的目标，比如强迫自己不要去想，和别人聊聊天或者出去运动运动，打一盘网络游戏也未尝不可，把自己的目标转移了，可能不久你就会忘了刚才所发生的事情。

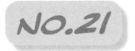

自我设障
——自我概念模糊和不合理的信念

> 小王是一家上市公司的老总，事业很成功。可是，有些事情他总是不能很快决断，犹犹豫豫的，不断找理由往后拖延，这样给他造成了不少的麻烦，但是他就是不知道怎么才能改正这种自我设障的心理。

自我设障是指在面对成功或者面对别人评价的时候，为了维护自己的面子，而做出的不利于成功的言行，也就说在通往成功的道路上我们为自己设置了障碍。

心理专家认为自我设障是后天习得的结果，与出生环境，教养方式等因素密切相关。自我概念模糊也是造成自我设障的原因之一。自我概念较高的人的心理要比自我概念较低的人健康，自我设障的情况相对较少。而自我概念是由自己对人生的意义的理解构成的，也就是说，个人对自我的满足水平并不是由获得多大成功取得的，而是由自己去怎么样解释成功的意义，成功对自己到底意味着什么。自我概念高的人对成功的理解是丰富的，也能赋予成功积极的人生意义，他们的成功定义并不完全在于把事情做到完美，取得金钱和地位，而是在于在追求成功的过程中给自己带来的喜悦和激情，赋予人生积极的意义，而自我概念模糊的人往往会有一个消极的自我评价，在成功的路上也容易为自我设障。

再者，有不合理的信念的人容易自我设障。有人认为，人的大部分心理和情绪的困扰都来源于不合理的信念。不合理的信念总是让人难以完成，对于不能完成的信念，人们的情绪总会生出一种消极的因素，觉得自己的能力不能够应付所要做的事件，自我设障发生。不合理的信念来源于两个方面，一是对事情太过于追求完美，对自我的期望太高，期望过高就容易导致失望，失望总是会让人沮丧，对此，也就容易否定自我，在心理设障；二是对自我过分概括，自己做不好一件事时，就会以偏概全地为自己戴上失败的帽子。

自我设障总会为成功带来阻碍，怎么做才能克服自我设障这种心理呢？

● 健康的自我概念

对人生、成功有一种正确的看法。也要明白成功的人生不仅仅是事业上的成功，还包括生活上，爱情上的成功。激发我们对生活的兴趣，建立正确的人生观、价值观，培养良好的自我概念。

● 抛弃不合理的信念

不合理的信念导致人们在心理上自我设障。因此我们要学会抛弃不合理的信念，不要对事物追求过度完美，只要尽自己的最大努力，不给自己留下太多遗憾，我们的人生就是完美的。

● 学会肯定自我

肯定自我能降低自我设障的动机和倾向。对于充满自信的人生，我们总是会看到光明的，也是能看到希望的。多给自己一些实践的机会，自信就会慢慢建立起来。

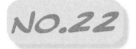

自我妨碍
——对失败的恐惧和对自己的逃避

> 很多时候，人们都在苦苦等待成功或者幸福的机会。可是，当机会真正来临时，很多人却选择了退缩。因为前面有个人，他在阻碍着你抓住这次机会，而这个人就是你自己。

心理专家认为，当人们体验到一些积极而又强烈的感情时，深藏在人们内心的破坏者就会出来活动。如果人们的潜意识里期待的是一些消极情绪，那么这些消极的情绪就会妨碍我们去追寻成功、幸福。

有时候，人对成功的恐惧和对失败的恐惧会引起强烈的感情冲突。例如，一些公众人物，在出席一些重要场合之前，心理常常会惴惴不安，因为在公众的印象中，他们是优秀的、出类拔萃的、有能力的。因此，他们也想极力保持自己良好的形象，正是这个原因，使得他们总是担心自己的言行举止会有什么不妥，会出现什么瑕疵。这种"被发现"的恐惧会激发人的自我破坏行为。所以，很多公众人物在出席一些重要活动时往往会紧张、焦虑甚至怯场。

虽然我们生活在一个不断变化的世界，但很多人还是喜欢稳定，本能地害怕改变，从更深层次来讲，人们其实是害怕改变带来的情绪变化，例如紧张、激动、悲伤、痛苦。不过，在事情变化之前，人们通常会采取自我破坏行为，这种自我破坏行为可以消除改变带来的不安情绪。

其实，很多人之所以破坏自己的成功，多是为了避免别人的忌妒。这是因为人有时候会过多地考虑自己或他人，在意自己的变化对他人的影响或他人对自己发生改变的态度，这些因素会导致人的自我破坏行为。比如在电视剧《一帘幽梦》里，父母总是喜欢将姐姐绿萍的优秀与妹妹紫菱相比较。妹妹紫菱的才华被姐姐覆盖，紫菱也渴望爱情、渴望成功，但长期的生存机制限制了她，面对爱情时她就采取了自我妨碍的行为，以致爱情的道路非常坎坷。

英国心理咨询师马克·邓恩说："自我破坏是一种不得已的生存机制，它妨碍我们生活得更好。"因此，人们应该学会识别自己的自我妨碍行为。

● **找出你的行为模式**

可以让亲人或者朋友直接指出你的自我破坏行为，也可以通过写日记的方式，把自己的想法及行为表现记录下来，然后认真分析哪些行为起破坏作用。

● **指挥你的情绪**

可以通过语言表达使深藏在内心的各种情绪发泄出来，不要把情绪压在心中，这对身心健康是极为不利的。还可以通过外在情绪找出自己的限制行为，逐步驱除害怕改变的心理。

● **给自己设定时间表**

让自己在有限的时间内尝试着做不同寻常的事，给自己设定一个科学合理的时间表，按着时间进度，挑战极限。如果能够长期进行这种训练，便可以帮助你摆脱自我妨碍行为。

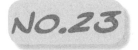

灰色生活
——因挫折而落魄或因富足而空虚

> "日子太单调了，没意思，活着就像行尸走肉一般"，这是很多人对自己生活状态的描述。很多时候，人们总是提不起精神，对生活充满悲观、绝望……那么，怎么样才能树立起生活的信心呢？

人们常把不理想的、消极的、没有激情的生活状态描述为"灰色生活"。"灰色"比喻颓废、失望，它在一定程度上反映了人的精神面貌。众所周知，"灰色生活"是一种不健康的生活状态，而这种状态越来越多地困扰着现代人。

心理学家指出，有两种人会用"灰色生活"来描述他们的生活状态。一种是为了理想努力拼搏而受挫的落魄人，这种人往往有着崇高的理想和为了理想不懈努力的决心。他们的理想既包括物质的也包括精神的，他们需要不断地满足内心日益膨胀的欲望，但是在寻求满足的过程中，困难重重，不断被生活欺骗；于是，他们变得颓废、堕落，整天处于一种低迷状态，觉得生活也失去了色彩。

另一种是物质世界和精神世界都得到充分满足后，内心空虚寂寞的富贵人。这种人通常有着幸福的家庭、成功的事业，在别人的眼中，他们已经是幸福至极。可在他们自己看来，生活没有激情，没有乐趣，没有追求，因为他们的种种欲望已经得到了满足。正是因为生活过于安逸，他们才逐渐缺少好奇、冲动，以及精神动力，结果觉得一切都没有了意义。

的确，人在欲望满足前和欲望满足后都会出现"灰色生活"。因为对于越得不到的东西越好奇，甘愿冒着风险去追求，当在追求的途中遇到挫折时，内心开始挣扎，痛苦也会随之而来，目标和理想变得遥不可及。而对于自己已有的东西，人们总是看得比较淡然，没有了追求理想过程中带来的新鲜感和刺激感。

再者，生活的简单重复吞噬了人们内心的激情与活力。对于职场中的人来说，工作总是第一位的，但日复一日的工作，总是把人搞得焦头烂额、疲惫不堪，生活极易处于恍惚状态。同样，平淡无味的婚姻也会使人失去乐趣和激情，感情世界变得匮乏。当人长时间处于一种固定的生活状态时，难免会变得落寞、悲观、失望，被"灰色生活"困扰。这个时候，就要学会调整自己的状态。

● 换个环境

可以独自到一个陌生的地方旅游或度假，或给自己订个休闲计划，定期外出活动，换一个新环境，调整心态，缓解消极情绪。

● 改变单调的生活

给自己的生活增加点新鲜感，可以经常与朋友聚餐或者参加娱乐文体活动，重新规划自己的生活。

● 改变自己

把自己从内到外做一个大改变，重新做一个发型，或者改变以往的穿衣风格，或到图书馆选几本自己感兴趣的书，从知识里汲取营养。

● 加强沟通

与家人、朋友多沟通，检查自己的情感是否出现危机，适时地给自己的感情生活制造点浪漫。

心理上的不良嗜好

——说出心中不可告人的秘密

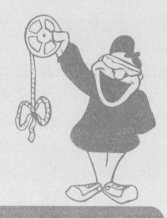

　　每个人的心中都有些许不可告人的小秘密，虽然有时会隐藏得很好，但是它还是会在日常生活中的言行上明显地表现出来，比如，有的人喜欢听好话，这其实是虚荣心的表现，有的人总是喜欢说别人坏话，这正说明了他很自卑，并想以此来讨好别人的动机。

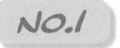

爱炫耀
——自我评价的偏高表现

> 我有一个同事，说话的时候总是喜欢炫耀自己，说自己以前是多么的优秀，家里是多么的富有，无论什么时候都觉得自己是最好的。我们大家都很厌烦他，他为什么会如此爱炫耀呢？

爱炫耀是一个人自我意识的表现形式，是主体对自己思想、愿望、性格的判断和评价。自我评价有适中、偏高、过低。爱炫耀属于自我认识偏高，他们能体验到的是一种优势心态。

爱炫耀是对生活的一种恐惧。爱炫耀的人对生活和生命都缺乏一种安全感，他们通过炫耀自己来找到生活的感觉。北京育心园心理咨询中心咨询师刘晓祯称：缺乏安全感的人，一般都有过强的自尊心，但是自我的能力总是有限的，他们认为无法超越别人，不知道如何在这个群体中超越自我，自信心不足时，就会采取一种特殊的方式来凸显自己的价值，这种方式就是炫耀自己，通过炫耀来显示出自己所处的位置，找出自我存在的价值，将自身对生活的恐惧悄然转移，实现自我感觉良好的状态。

炫耀是人对未能实现的愿望的一种压抑和转移。爱炫耀是将实现了的目标最大化，将不能实现的目标最小化，以此来寻求自我安慰。生活总是有不足的，人们的某些愿望不能满足时，有的时候就会选择将已经实现的愿望的价值放大，通过这种放大，另外一种欲望就会相对缩小，对于不能实现的愿望，也就不那么遗憾了，这样就把这种未能实现的欲望压抑在心底，使心理恢复一种平衡的状态。如，自己可能学习不好，但是动手能力很强，那么人们就会将这种动手能力强化、放大，通过炫耀自己的动手能力来弱化对学习好的愿望。这样，心理才能平衡，生活才能正常进行。

爱炫耀虽然能给人暂时的心理满足，让人体验到自身的优越，但是总是爱炫耀自己会给别人带来一定的反感。

● 正确对待自己的优势

每个人都有自己的优势，优势可能让自己的某些方面做得如鱼得水，但是优势不是炫耀自己的资本，正确看待这些优势，有助你能清楚地认识自己，了解自己的不足，以便在以后的工作中更好地发挥自己。

● 不要把话题总往自己身上拉

当人在谈话的时候，不要总是把话题拉到自己的身上，大谈特谈和自己有关的事情，使自己总是处于谈话的中心，充当谈话的主角，即使不是炫耀自己，也有炫耀自己的嫌疑，让其他的谈话者厌倦。

● 努力实现自己的愿望

压抑心中的愿望的时候，人就会炫耀自己，使那些不能实现的愿望最小化。因此，不要压抑自己心中的欲望，努力去实现它，即使不能实现，自己努力了，努力的过程也是一种收获，炫耀其自身优势的愿望就会减少。

NO.2

爱听好话
——满足虚荣心和维护自尊心

> 总是喜欢听好话，即使别人善意的劝告，只要说得不好听，心里就会觉得难受，继而也就会对那个人产生厌恶感，知道别人是对自己好，不该总是听好听的，怎么才能摆脱只听好的这种心态呢？

人都有虚荣心的，既然有虚荣心，当然就喜欢听好听的话了，好听的话既是对自己虚荣心的满足，也是别人对自己的肯定。其实，现实生活中，忠言不一定逆耳，良药也不一定苦口。

"逆耳"言外之意就是话说得一定不好听，尽管是忠言，但是无论是形式还是内容，都让人从心里感到反感，不愿意接受。逆耳忠言之所以不愿意被人接受，在很大程度上是触犯了当事人自尊心。任何一个人都有保护自尊心的倾向，都是爱面子的。在很多人的心里，把面子看得很重，这时不管你的忠言对他有多么大的好处，都比不上面子重要。反过来，温和的语言不会伤到他的面子，保护了他的尊严，自然也没有激起他的反抗欲，这样倒很容易渗透到他的心里，对于听进心里的话，人们都会进行反思的，验证它的正确性，如果这句话就是如此，那么他就接受了，有则改正，无则加勉。

父母教育孩子也一样。一般的家长认为，教育的方式最好就是批评孩子，给孩子足够的警告，一味指责孩子，结果孩子的自信心和自尊心都受到了伤害，由于父母对自己有绝对的统治权，孩子对此也只能接受，久而久之，孩子就接受了父母的思想，就会感觉自己真的是不行，不敢做任何事，缺少自信心，没有改变自己的勇气，在这种思想影响下，父母造就了一个柔弱的儿童。其实，逆言是对儿童实施的情感虐待。据研究表明，被逆言灌大的孩子，在长大后会有虐待自己身体的倾向，如吸毒、酗酒等。一个孩子在逆言中长大，通常意识不到自己的价值，常常否定自己，承受不住压力和打击，有的时候甚至走上极端。

如果一个人以忠言逆耳为处世原则，那么他的人际关系可能会很差，如果一个人能重言轻说，让别人能感觉到他的关心，那么他也将得到更多的认同。

● **话说三分**

人不要把话说得太满，水满则溢，月圆则亏，话满则伤人，说话的时候，十分的话，七分留给自己，三分说给他人。三分话就足够让人了解你说话的目的了。

● **给别人留点面子**

即使别人做错了，也不要直接指责他，批评他。可以适当地提醒他。或者婉转地告诉他，尤其不能当着众人的面指出他的错误，留点面子给他，那么他会对你充满感激之情。

● **运用智慧说话**

运用智慧说话的人，往往能拥有很多的朋友，因为他说的话是经过一定修饰了的，听起来就不会那么刺耳，很容易就被他人接受了。在说话之前想一想，这话如何说，该怎么说才能不伤人。

NO.3

喜欢挑衅
——引人注意和对自我情绪的逃避

> 很喜欢格斗的场面，也喜欢奇装异服，说话的时候夸张，有的时候总想着去挑衅一下对方，看到别人诧异的样子，心里会有一种莫名其妙的畅快感，为什么挑衅别人会让我异常的兴奋呢？

挑衅是一种情绪表达，也是向自身发出的一些警告。其中很多的信息是值得我们关注的。这些信息可能是人们向自己发出的呼救，向人们敲响的警钟。它的目的是想引起别人的注意，希望能得到别人的关注，也希望借此，别人能给自己一些帮助。

挑衅有的时候是对自我情绪的一种否定。当一个人有很多情绪无法排解的时候，他会选择挑衅这种形式来掩盖这些无法调节的情绪，实则也是对自我情绪的一种逃避。他不愿意看到不良情绪的来源，也就不愿意看自己的内心深处，害怕探究自我内心的真实感受，不去主动了解自我的需要，而是选择回避，挑衅就是把这种情绪掩盖住了，用对他人的攻击代替了对自己的探索，也就避免了与自己的内心世界和不愿意想的处境直接照面。心理分析师克劳德·贝尔都密约说："当人感觉到一些无法命名的情绪，又没有办法深入了解时，就会采取挑衅的方式。"

有人说：喜欢挑衅的人是不懂得用简单的方法进行自我形象塑造的

人，更不能用简单正确的方式对自我进行确认。弗雷德里克·方热埃说："这些人的头脑中，只有两种可能性，要么自己被击得粉碎，要么攻击他人。"也就是在对抗中进行对自我的确认。其实是一种别样的叛逆，就像青春期的孩子反抗别人对他的形象塑造一样，而挑衅则是在对抗自我。

挑衅别人的目的就是为了引起别人的注意。喜欢挑衅的人都不喜欢独处，他们害怕寂寞，不甘于平淡的生活，当生活过于平淡的时候，他们就想办法激起生活的火花，挑衅别人，吸引他人的注意力。总希望自己能成为人群中的焦点。

不管挑衅有什么样的目的和什么样的心理机制，挑衅终归是让他人不舒服。为此，我们有必要克服这种心理状态，拥有好人缘。

● 三省吾身

想想自己为什么要去挑衅别人，挑衅的目的是什么，我想从中得到什么。再想一想我渴望别人了解我什么，我要表达什么，每天都想一想，就会了解自己挑衅的目的，克服也就容易多了。

● 检查一下自己的行为

看看自己的行为给自己带了什么。是不是别人都在远离自己，自己也失去了很多的朋友。再思考一下，我这种行为到底给我带来了什么好处。

● 确认自我

要学会认识自我、确认自我，知道自己的感情需要，了解自己的情绪特征。如果能够认识自我，确定自我以后，就不会通过挑衅的方式在对抗中确定自我形象了，这种行为也就会减少。

NO.4

自我封闭
——精神上的逃逸和禁闭

> 我总是听不进别人的意见，很固执地坚守自认为正确的观念。我平时很少与别人交流，给人的感觉我这个人特别冷漠。一个朋友告诉我这是自我边界僵硬，我不明白，什么是自我边界僵硬？

自我边界是对环境和他人接触的一个标准。人生活在社会中，是一个关系型动物，总是要与别人接触的，这种接触无非有两种形式，一是交往过近，自我和他人边界不清，相互渗透，此时，独立性减弱，内心容易受到他人和环境的影响；一是交往过远，自己和他人有很清晰的边界，这时候，交流就会受到阻碍，心理学将这种现象称之为自我边界僵硬。

自我边界僵硬如同画地为牢似的对自我的限制，它让一个人丧失了和别人交流的机会，困在一个封闭的精神环境之中。那些严守自我边界的人，总是会把自己的精神紧闭起来，不与人交流，把自己包裹住，不向别人暴露自己的想法，也听不进去别人的意见，总是坚持自己做事的原则，不会轻易改变，把感情看得很淡，不在乎世上的一切人情世故，过分理性化。其实，自我边界僵硬化的人，并不是人们想象中的那种顽固不化的人，他们也有丰富的情感世界。

看似独立顽抗，内心其实柔弱。他们开始也和我们一样依赖他人。但是在成长的过程中，可能遭受了不断的打击，导致安全感缺失，而安全感是人类得以生存的基础。所以，在他们的心中形成这样一种印象，安全感的缺失和依赖相关，为了获得安全感，就要摆脱对别人的依赖，他们就会自动选择和别人划清界限，把对别人的依赖扼杀在萌芽之中。

自我边界僵硬的人，内心也会充满着激情。激情有时候会让人产生冲动，可能会做出一些让人无法接受的事情，导致失去朋友，伤了家人的心。为了避免让自己的激情"闹事"，他们会压抑自己的内心的激情，远离身边的人。

僵硬的自我边界是可以改变的，多和他人沟通会让我们的僵硬的自我边界变得柔弱、温和起来。

● **没人想伤害你**

人都有自己的生活，没有人会把伤害他人作为生活的唯一追求，不要总觉得别人是在故意伤害你，即使别人无意间伤到你了，忘记它，因为伤害你并不是他的目的。

● **多和别人交流**

自我边界僵硬的人，总是喜欢将自我封闭起来，不和别人交流，造成自我内心的孤独。试着先和你的家人交流，比如你可以试着流露出对他们的爱，就会发现爱你的人也很多。

● **突破自我**

不管是因为你童年的经历还是因为热情太高而关闭了自己心灵的大门，都要学会突破自我，大胆尝试，不要害怕受到伤害，有的时候一些伤害可能成为你以后人生的一种财富。

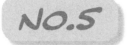

爱挑刺
——因为自卑或忌妒而刻意找毛病

一部热播的电视剧，赢得了观众的一致好评，可总有些人，鸡蛋里挑骨头，非要找出缺点来；你买了一件漂亮衣服，别人都称赞你眼光好，可总有些人，非要给你的衣服找出点毛病来。为什么这些人总是这么挑剔呢？

生活中，总有些人抱着挑毛病的眼光看人、看事，他们常常以此作为自己的乐趣。的确，一个挑剔的人不管对于什么，都会挑出毛病，而且他们还非常喜欢抱怨。其实，真正糟糕的不是外在世界，而是人的内心。因为他们的内心已经被不良的思维习惯占据，习惯性地只能看到负面的东西，并不断将其放大。把错误挑出来，然后背负在自己身上，其实是一种自我折磨和自我惩罚。一般而言，爱挑剔的人主要有以下几种心理。

首先，挑剔的人通常都是完美主义者。从心理学的角度来说，完美主义是一种人格特质，完美主义者做事极其认真，眼睛里揉不进沙子，天生敏感，极其挑剔，凡事追求尽善尽美，不仅给自己设下高标准、高要求，而且处处严格要求别人，总是能挑出别人的毛病。

其次，内心极度自卑的人喜欢挑剔。有些人表面上总是一副盛气凌人的样子，对他人处处挑剔，时时指责，其实恰好反映了他们内心的自卑。

他们需要通过外表的强硬来掩饰自己内心的自卑感，当他看到别人在某些方面超过自己时，自卑感就会出来作祟，以挑剔的眼光对待别人，以取得心理上的强势，从心理上压制对方，可以达到内心的平衡和稳定。

再次，爱挑剔的人都存有忌妒心理。有些人总是时刻在关注着他人，唯恐别人在某些方面超过自己，害怕别人的成就盖过自己，总是摆出一副与人一争高下的姿态。通常来讲，他们看到别人取得成就，不是立即采取行动凭借实力与他人竞争，而是产生忌妒心理，对别人百般挑剔，通过挑剔刺激他人。

现实生活中，挑剔对人际关系起着一定的破坏作用，很容易激起对方的愤怒和反抗情绪。因此，我们一定要避免自己犯上挑剔的毛病。

● 培养宽容的心态

以宽容大度的心态对待身边的人和事。宽容是一种思想境界，一种修养，一种美德，原谅可容之言，饶恕可容之事，包涵可容之人。时时宽容，事事忍让，方可达到精神境界的制高点。

● 关注别人的优点

改变思维习惯，凡事从好的方面出发，多注意他人的优点，并适时给予称赞。及时向他人讨教经验，弥补自己的不足。不断鞭策自己改掉缺点，强化自身优点。

● 改变说话技巧

人际交往中，会说话能赢得好印象，能够帮助你建立起宽广的人脉，让你的事业一路畅通。美国金牌主持人拉里·金说："大多数成功的人都能言善道。而不成功的人大多不怎么会说话。如果你真的很会说话，请相信，你便能成功；如果你觉得自己已经是个成功人士，要是你更能说，你会更加成功。"因此，不妨试着改变一下你的说话技巧，如多赞美别人等。

NO.6

喜欢记仇
——恶意的仇视和自我惩罚

"等你落到我手里，看我怎么收拾你……"这是某人在被他人伤害或中伤后产生的记仇心理，以旁观者的角度看来，似乎不可理解，但是谁敢说从没有记过别人的仇呢？

如果有人说他从来没有记过仇，恐怕没人会相信。因为记仇是人类的一种普遍情绪，只不过不同的人记仇的时间长短会不同。人对那些曾经在别人面前中伤自己，在上司面前诬陷自己，在众人面前辱骂自己的人往往会记忆深刻。他们的种种行为或多或少都会引起你的注意，不管是有意注意还是无意注意最终都会转移到人的心里，成为一种记仇情结。

现代汉语词典里这样解释记仇：把对别人的仇恨记在心里。顾名思义，记仇是一种心理活动。当我们与某人发生矛盾或冲突时，对他的怨恨和不满情绪就会在心理堆积，渐渐形成一个火山堆，随时都有可能喷发。记仇的特点是：不把仇恨直接表达出来，而是把它深藏于心底的某个角落，在面子上仍与"仇家"保持一团和气。

魁北克心理医生米歇尔·拉利维说："记仇是一种会一直持续的带着强烈恶意的仇视。就像一根刺，它会一直扎在我们的心里，甚至时间还会很长，在一定情况下，这种记恨就会被唤醒，它往往还伴随着忧伤，但表面上你是看不出来的。"爱记仇的人，对别人的行为不满意，也不说出口，只是把它牢牢地记在心里，久而久之，心里的仇恨会越积越多，甚至会一辈子都缠着自己。但时间久了就会发现自己才是仇恨最大的受害者，而仇家却毫无感觉，他最终成了双重受害者。可以说，记仇其实是拿别人的错误来惩罚自己，拿过去的错误来惩罚现在。

记仇会使人焦躁、烦闷、沮丧。长期记仇会给人造成一种沉重的心理负担，最终导致压力、头痛、失眠。生活的经验告诉我们，不管我们有什么样的理由，心中怀有仇恨总是不值得的。潜留在我们内心里的侮辱和永难平复的创伤，都会损坏我们生活中的许多美好的事物。

● 通过写信宣泄自己的不满

如果有的话无法当面说，可以以写信的方式告知对方，可以将自己为何感到愤恨、为何感到不公、对方究竟什么地方伤害到你等，都详细罗列出来。让自己得到彻底的解脱，把仇恨的沉重包袱卸下来，使心灵恢复平静。

● 转移心理视线

可以通过工作和娱乐转移心理视线，扩大自己的人际圈，多交朋友，让时间去化解仇恨，时过境迁很快就会没仇。或者多与那"仇人"接触，说不定你就会逐渐觉得原来自己是没必要记人家仇的。

● 学会容忍，学会遗忘

孔子曰："成事不谏，遂事不说，既往不咎。"也是在教我们与人相处要学会容忍，学会遗忘。"世界上没有一个傻子会认为自己是傻子"，如果你可以感受到自己也许是个"爱记仇的人"，这恰恰说明你不是那样的，至少和你自己想象的是不一样的。努力去化解心中的仇恨，给自己一个好心情，这样的生活才能充满阳光。

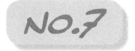

幸灾乐祸
——以别人的痛苦为乐，得到心理补偿

美国9·11事件发生后，在众多中文网坛上出现一片叫好之声，幸灾乐祸几乎成为时尚。事实上，美国并没有招惹我们，但是我们对美国发生这样的灾难却很高兴，为什么人们如此喜欢幸灾乐祸？

看到别人倒霉，有一个词很容易被随之提起，那就是"幸灾乐祸"。幸灾乐祸并没有深刻的内涵，只是一种性情中人的情感流露。幸灾乐祸是缺乏同情心，是对别人痛苦采取冷漠与麻木的态度，甚至是以别人的痛苦为乐。阿尔诺·格鲁恩认为："我们失去了同情心，其原因是我们失去了同我们自己内心痛苦的联系。"如果看到别人痛苦，会让我们感到很愉快的话，那说明我们的心理处于一种不健康的状态。

荣格认为，幸灾乐祸的心理属于人类的集体无意识之一。从人类诞生之日起，人类对自然的恐惧就一直追随着人类的生活，天灾人祸夺去了很多人的生命。人们目击了很多人在天灾中丢失生命的过程，难免会产生恐惧心理，害怕这种灾难再次降临。但有些人看到已经丧生的人时，却会幸灾乐祸，庆幸丧失生命的不是自己，有些人甚至会有一种喜悦之情。而这种喜悦感是建立在别人丧生的基础之上，也就是把自己的快乐建立在了别人的痛苦之上，甚至认为是别人的丧命而使自己的生命得以延续，似乎别人的倒霉给自己带来了幸福。

幸灾乐祸可以使自己的心理得到补偿，使内心达到平衡。生活中，每个人都有忌妒之心，如果别人有的东西，自己没有，心理就会感到失落和不平衡，当别人遭到了痛苦，失去自己没有的那些东西时，心理便没有了差距感，会感到轻松舒适。所以，当别人遭受灾难的时候，我们就会产生一种自己幸免于难的幸福感，可以说，幸灾乐祸是很多人的一种惯常心理。

人类是一个群体，同类的灾难，其实就是我们自己的灾难，对他人的幸灾乐祸也是给自己的心理暗示。因此，我们应该克服幸灾乐祸的不良心理。

● 培养自己的同情心

幸灾乐祸是缺乏同情心的一种表现，我们要培养同情心，同情心可以让你感受到别人的痛苦。当人们能深刻体会到他人的痛苦时，便不会产生幸灾乐祸的心理。

● 浇灭忌妒之火

忌妒是产生幸灾乐祸心理的根源之一。我们不要总是羡慕别人，继而忌妒别人，人与人之间的生活方式不同，世界上的各种事物本身就存在着差异，不可能事事与他人都一样。

● 学会爱别人

学会爱别人，别人才能去爱你。如果你的生活每天都充满爱，那你就不愿意再看到灾难的发生。我们要学会爱我们的家人，爱我们的朋友，和我们周围的一切建立一种和谐的关系。

NO.8

无端厌恶别人
——通过假想敌发泄不满和怨恨

> 其实她也是个不错的人，性格开朗，聪明伶俐，但是不知道为什么我就是从心理讨厌她，莫名其妙的感觉，有的时候不知道为什么就是看不上一个人，没有任何理由，从心里看不上她的一切，真不知道自己是怎么回事。

无端的厌恶是一种特殊的情绪发泄方式。被厌恶的人其实并没有什么卑劣的行为，但是就是觉得他们不好，怎么看他们都觉得不顺眼，无论他们做什么都让自己感到厌烦，哪怕是一点点小动作，都会使自己在心中生出无限的愤恨，有的时候会想着跟他过不去，想看他出丑。其实，这是日常生活中每个人都有的心理状态，只不过是有的轻，有的重而已。

处理自己不良情绪的最好办法就是给自己找个假想敌，然后把自己心中的不满和怨恨都发泄给他。这个办法是最有效的，也是最直接的。人生在一个复杂的社会环境之中，哪怕你的中庸之道学得再好，看了再多的禅理，觉得自己的心态已经够好了，还是免不了受到环境的干扰，情绪出现波动，这时候你会选择将愤怒转移出去，转移给他人或者身边的物品，心理学称之为"负移情绪"，相反，人们把自己的爱、快乐转移给别人是"正移情绪"。如果你通过对他人的厌恶平复了你的情绪，事后你会觉得自己不应该那么对他，有着一种负罪的感觉。这就证明了你并不是真的厌恶他们，只是无端把情绪发泄给他们而已。

因为生活不能满足你所有的愿望，所以你会把不能满足的愿望潜藏在意识之中，自己似乎也没有觉察到，但是可能你身边的人正好具备你想要的东西，你渴望而又得不到的东西，看到别人拥有，你就会无端的愤怒。其实，我们对别人无端的厌恶，实际上也就暴露了自己压抑的愿望，是内心自我的具体化，是内心愿望迂回的表达，就像我们不喜欢漂亮的人在自己身边，是因为我们也希望自己长得漂亮。李子勋说："这是一种对关系的依赖，通过攻击别人来感知自己，获得自我不像她的自我感。"

有人说：厌恶自己就像照镜子，喜欢也好，厌恶也罢，其实，那都是对自我的态度。

● 感受生活的每一点美好

生活应该是美好的，学会享受生活中的点滴快乐，一定要用心去感受，那么你就会发现自己根本没有必要与他为敌，与他为敌只能让自己陷入到无限的痛苦之中，如此，你的敌意也就会减退消失。

● 不要太在意自己的感受

当自己觉得正在厌恶一个人的时候，不要强迫自己去想着他是怎么不好，也不要强迫自己不去想这件事，用一种正常的心态去看待这件事，找点别的事做做，一段时间之后，会发现自己的想法很幼稚。

● 了解自己心中的欲望

透过假想敌，我们可以了解自己心中的愿望，我们可以了解一下自己到底在厌恶他什么，厌恶他是不是因为自己也想得到，但是却不能实现的，反省自己，也就了解了被压抑的欲望，也就不会去厌恶别人。

NO.9

喜欢说别人的坏话
——出于讨好别人或套近乎

有些人喜欢到处说别人的坏话，到处中伤别人，总是热衷于散布谣言，其实，他们并没有从中得到什么好处，有的时候反而会伤到自己，但是他们对此却乐此不疲，这是为什么呢？

有人说："人类总是会不择手段地去中伤别人，散布谣言"。谣言的散布者不但不觉得他们所说是对别人中伤，反而觉得他们说的有根有据的，绝不是什么没有凭证的话，而且心安理得去散布谣言，喜欢看到别人被谣言中伤的样子，看到别人受伤时的痛苦表情，他们的内心就会获得极大的满足。在别人背后说坏话，是有其一定的心理原因的。

说一个人的坏话，是为了和另一个人套近乎。有些中伤别人的人是想借此获得别人的好感。一是，我说别人，那么我就是比这个人要好。说别人的坏话，其实质是赞美自己，只不过这种赞美是间接的。他向第三者表明的是，我不喜欢那个人，他的品质让我很不屑。以此证明我不是他那样的人，我要比他高尚得多，也间接说明，我是个可交的人，你和我交朋友吧。二是，我对你说了他的坏话，那么我是把你当成我的朋友，和你说一些知心的话，不和你知心，我怎么能暴露我对他人的看法呢，我肯定不能跟总经理说这样的话吧，言外之意是我把你当朋友，拉近我们之间的距离，你就是自己人。

忌妒之心让谣言四起。人是爱忌妒的，当看到别人取得巨大的成绩，自己却没有，难免会忌妒，但是成绩人家已经取得了，没有办法，那只有说说他的坏话，挫挫他的锐气才能使自己心理平衡。或者因为自卑，谣言的制造者觉得自己是渺小的，引不起别人的注意，那么就会选择中伤别人，来引起别人对自己的注意，获得关注，满足内心的需求。

人类总是会不择手段去中伤别人，散布谣言。在谣言中实现自己的目的，满足自己的欲望。不管是有意无意，中伤别人总是不好的，不但不能伤到别人，还会使自己失去友谊，陷入孤独的境地。

● 说话前先想想自己为什么要这么说

想一想自己为什么要说他，说他又能得到什么，有没有必要说他，是不是他就像自己所说的那个样子，想到这些以后，可能你自己就懒得去说别人了。

● 找点别的事情做做

当自己想说别人的时候，先不要说，找一点别的事情做做，最好找一点自己喜欢的事情做，让自己生活丰富起来，不要让自己陷入空虚之中，当生活充实以后，自己就会觉得没有时间去说别人的坏话了。

● 了解自己的需要

说坏话之前，想一想自己去说别人的坏话，是不是因为自己的需要没有被满足，而这些欲望在那个人身上都得到了满足，了解自己的内心的需要，揭开这些感受，明白了其中原委，自己也就不好意思再说别人的坏话了。

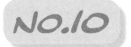

不愿等待
——控制欲的体现和因恐惧而逃避

> 车站等候买票的人排了长长的队伍，可总有人等得不耐烦，一秒钟也难以忍受，横冲直撞挤到售票窗口。人为什么总是想尽快达成自己的愿望，无法忍受等待呢？

对大多数人来说，耐心等待和忍受都不是一件容易的事。心理学家认为，人类从三岁开始就应该具备耐心了。心理医生格扎维埃·庞莫罗认为，如果人在婴儿期没有学会怎样面对母亲不在自己身边的情况，那他以后就可能习惯生活在应激状态中。这种情况可能是由父母的认识问题引发的，父母总是认为不应该让孩子等待，应该尽快满足孩子的各种需求，孩子习惯了这种有求必应的生活，等待对他们来说就是一种折磨。

长期生活在应激状态下的人，可能潜意识里还停留在婴儿认为自己无所不能的阶段。自己好像生活在一个魔幻世界里，一眨眼的工夫，就可以达到自己内心的愿望，想见的人或想要的物可以在瞬息之间来到自己的面前，他们好像有着魔力，可以随意出现和消失。而正常情况，我们认识的应该是外部世界或客观现实，不是自我，更不是自己想象和创造出来的。这些人没有实现从理想世界到现实世界的过渡。精神科医师让·高特罗认为，我们生活在冲动文化中，是手持遥控器长大的一代，不知道实现愿望之前和实现愿望之时存在一定的差距。

巴黎格式塔疗法学校校长贡扎格·马斯克里耶认为，想要立即得到自己想要的这种心态反映出人的一种控制欲，他想任意支配周围的事物、时间和环境，以此来树立自己的权威，这样可以掩饰自己内心深处的自卑感。

行为医学则认为，严重的烦躁感使人极度缺乏耐心，例如，有社交恐惧症的人极度缺乏耐心，他们害怕自己引起他人的关注。容易冲动的人一旦失去耐心就会表现出暴力倾向。心理学家认为，这是由内分泌失调造成的。另外，家庭成长环境的不和谐、缺乏安全感和教育环境的恶劣都起着十分重要的作用。

等待很多时候会给人带来困扰，但是有时候等待也会给人带来机遇。过于没有耐心是不成熟的表现，甚至是严重的人格缺陷。因此，日常生活中，我们一定要注意培养自己的耐心，并学会等待。

● **加强对自己的认识**

加强对自己的认识可以摆脱没有耐心的心态。判断自己的身体在不同时期的变化，进而判断自己是不是处在忧伤、烦躁、压抑、痛苦的情绪当中。

● **尝试反向发展**

可以向自发状态的反方向发展，遇到事情多思考，多观察，不要急于动手或者迅速下决定，在不安情绪发作之前，想办法制止它，或者通过做其他的事情转移注意力。

● **让时间发挥效应**

缺乏耐心的人总是不懂得充分利用时间，可以用时间去消磨你的意志，静下心来，细细回味你做过的有意义的事，从中吸取营养。

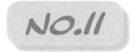

害怕孤独
——对分离的不安和害怕面对内心

> 总是讨厌一个人在家，总是希望身边有人陪伴，总是想让自己忙起来，害怕一个人的感觉，当一个人独处的时候，似乎就像被他人抛弃或遗忘……怎样才能不让孤独纠缠着自己呢？

有关统计资料表明，孤独感已成为现代人的通病，多数人都体验过孤独的痛苦。产生孤独感的人独处的能力通常比较差，他们习惯在人多的环境中生存。例如，人们总是习惯性地把频繁跳槽的原因归结为人际摩擦、工资待遇等，其实频繁跳槽，从侧面反映出人们害怕孤独的心理。频繁跳槽可以不断地改变环境，每到一个新环境，人就会变得快乐而充满激情，同时又富有感染力，成了大家关注的中心，通过别人的关注可以感受到自己的存在，以此可以排解内心的孤独感，避免让自己处于独处的境地。

法国精神科医生丹尼尔·巴利认为，人的独处能力是在孩童时期培养建立起来的，孤独感的产生与人在孩童时代的教育有关。孩子在8到11个月大的时候，会对陌生环境和陌生人产生害怕心理，所以会对妈妈产生强烈的依赖感，如果妈妈一离开自己的视线孩子就会立马表现出各种不适应的行为。到18个月大的时候孩子会逐步发现，和妈妈分离并没有想象中的那么可怕，只要和妈妈建立起一种稳定的联系，孩子就不会害怕独处了。

心理学家研究认为，那些害怕孤独的人，往往是在婴幼儿时期经历过感情创伤：或是妈妈时常不在身边，感觉自己被遗弃；或是妈妈长期情绪低落，对自己缺少关爱等。人在独处时，那种年幼时妈妈不在身边的恐惧和焦虑感很容易被唤起，需要有人陪伴才能消除心理的这种不安。

精神科医生帕特里斯·约雷认为，害怕独处源于一种恐惧症。可能是害怕黑暗、害怕寂静、特别是害怕面对内心的自己。有人陪伴的话可以消除内心的忧虑，避免去想令自己害怕的事。另外，如果有人曾经被他人伤害过或侵害过，如被人跟踪过、被人恐吓过等，心理就会留有阴影，总是担心这些情境在自己身上再次发生，而不敢单独行事。心理专家给害怕孤独的人提出几点建议，消除心理的阴影。

● 要及时去审视自己

要时常观察自己的习惯，审视自己的情绪，适时地将内心的消极想法记录下来。回忆让自己感到不安的经历或情形，找出令自己真正害怕和焦虑的原因，然后细细梳理自己的感情。

● 逐渐培养自己独处的习惯

让自己一个人在房间里做自己喜欢做的事，例如听自己喜欢的音乐，看自己感兴趣的书等。给独处营造出一个快乐的环境，在快乐舒适的环境当中，人就会变得积极起来，也就忘记了孤独。久而久之，就会建立起自信心，内心不再孤独。

● 树立自立、自信、自强的心态

因为自立，你将逐步具有独立决断的能力，使自己变得不再软弱；因为自信，你不再需要从他人那里获得肯定与认可；因为自强，你将把更多的精力投入到刻苦学习、努力拼搏上，而没有时间去考虑孤独。

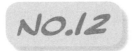

习惯逃避责任

——因害怕付出和逃避责罚而推托

这事太难做了，做不来的，我还是交给别人吧；这不是我做的，我只是负责传达了一些信息……生活中，总是能听到这样的言语，似乎所有的事情都和他们无关，为什么人们就那么害怕承担责任呢？

责任也就是我们需要承担的义务，是谁都推脱不掉的，这是一个人活在这个世界上的资本。然而现实生活中，能以一颗责任心对待生活却是很难的事情，人们似乎总是为自己找借口，想逃避所有的责任，更有甚者，逃避自己的生命。

承担责任就意味着付出。责任交给你以后，它就成了你不可推卸的义务，无论如何你都要完成它。而想要完成一项工作，是需要付出一定代价的。比如，上司交给大家一项任务，而且要找一个主要的负责人，可能大家都不愿承担这个责任，因为承担了这个责任，就意味着比别人要多付出。这时，逃避心理就会产生，谁都不愿意多付出，也不愿意为此而负责。

责任也意味着可能受到惩罚。承担责任就要做好，必要的时候，要做到完美，但是并不是每一件事都能做好的，当一件事情做不好的时候，可能就要受到惩罚，如小孩做不好事情，可能屁股就要挨打。为了能避免这些惩罚，为了屁股不再疼痛，人们就会下意识地逃避这些责任，能推则推，推不了的时候，也不愿意一个人来承担，往往要再找一个人来共同承担这份责任。

逃避责任能掩盖自己的缺点、懦弱。有很多时候，人之所以要逃避责任是因为他们怕别人看到自己的缺点或懦弱。其实，这也是缺乏自信的表现。人们总是时刻维护自己的尊严，人类最担心的事就是别人看到自己的不足，他们总会下意识地掩盖这些不足，逃避责任是最好的掩盖方式。

人生在世，怎么可能逃避掉所有的责任呢？那么，我们该怎样建立自己的责任心呢？

● 战胜恐惧

人们不愿意承担责任是人们恐惧自己的弱点被别人发现。金无足赤，人无完人，每个人都有自己的缺点，不要怕暴露你的缺点，承担起你的义务，只想着需要做的事情，不要想做完的后果。

● 对自己不要要求太高

怕承担责任的人可能内心是一个完美主义者，总是想把事情办到最好，没有做到最好，就会觉得自己很失败。放弃这种想法，不要对自己要求太高，把事情做到一般水平就是成功的，这样，你就不会害怕承担责任了。

● 改变你现有的想法

不要以为逃避责任就不会有任何闪失，就没有人指责你了，其实，这时候还是会有人指责你的，最基本的一点别人会指责你逃避责任，那么逃避不逃避都要受到指责，还不如承担起责任，没准会有不小的收获呢。

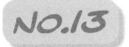

总做最坏的打算
——对自我的否定和惩罚

做事之前总是想着事情能有什么样的结果，最坏的结果是什么样子的，出现这样的结果我该怎么办？甚至都为出现这样的结果找好借口，结果事情往往就会做得很糟糕，怎么样才能在做事情之前不做最坏的打算呢？

有人总是用大量的时间对未来做分析，不断地自我询问："我的未来将会是怎么样？""如果出现那样的情况我该怎么办？"他们在做事情之前总是为事情做了最坏的打算。每天都活在忧愁和焦虑之中，一颗心从来都没有安宁过。其实，为事情做最坏打算是人们对自己发出的呼救，也是一种提示。

为事情做最坏的打算实际上是对自我能力的一种否定，也是不自信的一种表现。在事情的开始之前，自信心不足的人，总是想着：我要是总做不好怎么办？能做到哪种程度，最不好是哪种程度？假如我把事情做到这种程度，又该如何交代，要接受怎么样的惩罚？总是处于一种忐忑不安之中，因为恐惧而更加不敢尝试。而充满自信的人接过事情以后则是想着一定要把这件事情做好，要把这件事做得很漂亮，内心充满愉悦感，这种愉悦感更能刺激他突破常规，想出更多的创意。

　　为事情做最坏打算的人是对自我的别样惩罚。我们生活在一个高度文明的时代，在周围有很多的负面因素。为了避开这些负面因素，很多人就会采取措施，如不去坐危险系数较大的飞机出门，不和邻居打交道，以免日后吵架，不吃鸡肉，以免染上禽流感……面对生活中的危险，总是做最坏的打算。为了避免这些最坏的结果，往往会采取绝佳保险措施。用穆萨·纳巴提的话说："说到底，总是做最坏的打算是因为：认为自己配不上更好的结果。这个生活态度就像是刹车装置，会决定我们的人生旅程。无处不在的消极预期会使人焦虑无限膨胀，才华减退。"

　　总是为事情做最坏的打算往往是做事失败的主要原因，生活也会受到这种思维的影响，所以应该树立起正确的观点。

● 做好准备

　　做事情之前要做好准备，有准备才能成功，不要想着事情的结果，要关注事情的本身，以及我们在做事情过程中所获得的乐趣，这样才能对所做的事发生兴趣。

● 足够的自信心

　　做事情一定要对自己有信心，有信心事情就成功了一半。当我们开始做事的时候，要想着怎样把它做好，心中坚信一定把它完成，不会失败的。

● 利用现有的条件

　　做事的时候，要充分利用现有的条件，如别人可以给你一些指点，接受这些指点；也可以自己创造一些有利的条件，比如，你要做一个设计，你可以参照已有的设计，吸取精华，完成你要做的事情。

第八章

到底该不该这样做

——学会自我反省与剖析

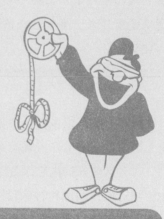

其实很多时候，我们做出了一些不当的行为，如，总是说三道四、不敢讲真话、自我虐待、厌食酗酒等，自己也知道错了，但下次还会犯，甚至不知道自己该怎么办，这其实是因为人们没有对自己的行为进行反省和剖析，不知道自己是因为哪种心理才这样做的。

NO.1

说三道四评别人
——保护自己或追求完美

> 生活中，总能碰到一些人，喜欢对他人说三道四，评头论足。这几乎成了他们的癖好，每天不对别人评论几句，他们就会觉得缺了点什么。那么，在他们尖酸刻薄的评判背后到底隐藏着什么心理呢？

批评的方法有很多种，但是有些人却对批评他人过于热衷，甚至把评判他人作为自己的生存方式。有的还以法官自居，毫无根据地对他人进行宣判。其实这些人的内心深处隐藏着下意识的恐惧，他们害怕别人把自己当作评判对象。法国精神病科医师姚兰德·甘纳可·玛亚诺贝指出："我们对他人进行评判常常是对自我的映照，而且主要是在个人形象上面。"评判他人是一种自卫行为，他们害怕别人指出自己的不足，不敢面对自己的另一面，评判他人亦是在保护自己，防止他人去发现真相。

法国认知心理学学者让·考特欧认为，评判他人是完美主义的表现，完美主义者包括积极的完美主义者和消极的完美主义者。积极的完美主义者通常会鼓励他人不断进步，而消极的完美主义者则会不停地批评他人，看到的总是事物坏的一面，总是认为任何事物都有缺陷，而他们也永远处于一种不满足的状态。

　　心理医师阿里亚娜·阿纳斯塔波罗则认为，童年时的教育方式导致人变成了"评判强迫症"者，对他人的要求过于苛刻，正说明了自己的自卑，对自己缺乏自信，通过批评他人来维护自己可怜的自尊。而这种自卑是由自身所处的家庭环境造成的。这种人可能在小时候时常受到父母的批评和指责，如"你怎么什么都不会做，你怎么这么笨呢？"习惯了在别人批评的环境中生活，慢慢自己也就形成了批评他人的价值观念，并通过批评他人证明自己的存在。

　　再者，批评者也可能是缺乏被爱护的感觉。例如，当孩子达不到父母给他们设定的目标时，便会遭到父母的指责，使孩子感觉自己得不到爱，在潜意识当中也对自己进行错误评价。同时他们也会把父母给予自己的评价看作对他人评价的标准，拿着这个标准对周围的人展开评判。还有一些心理学家认为，对他人做否定评价源于忌妒心理，否定他人的同时好像在赞美自己，进而使自己得到满足。

　　但是，对他人说三道四、胡乱评判往往会使自己走进人际交往的死胡同，因此我们应该跨越这个鸿沟。

● 打开心灵，开放自我

　　我们应该打开心灵，多倾听，多交流，让自己走向外部世界，理智地对待他人，不要随意下判断。

● 承认错误，敢于评判

　　我们要善于承认自己的不足和缺点，不把自己放在强大的位置上。同时要敢于评判，但评判要有理有据，让事实说话，不能凭空捏造。

NO.2

坏习惯
——为获得心理愉悦而突破束缚

> 早晨不喜欢起床，吃完饭后就吃水果，一整天都在屋子里待着，也不出去锻炼一下……有人明明知道这些都是坏习惯，对自己的健康不利，却不知道怎么克服。

每个人都不可能是完美的，总会多多少少有一些不良的习惯。而且我们也知道这些习惯会影响到健康，需要改掉这些习惯，如吸烟、赌博、酗酒等。然而，实际上，更多的时候我们是选择放纵自己，让习惯一点点根深蒂固。

坏习惯总能给人一种极大的满足感。如当女孩子吃甜食的时候，不仅是一种纯粹的生理需要，有的时候更是一种心理需要。秀体瘦身咨询公司的体重管理专家金山说："很多女性爱吃甜食，纯粹是种心理需要，借此缓解焦虑，或者给辛苦工作时的自己一点奖励。因此食物就是一种安慰剂，何况咀嚼和血糖升高，也会带来愉悦。"可见，坏习惯就像一块美味的大蛋糕，愉悦的不仅是嘴巴，还有心理。

条件反射强化了我们的坏习惯。当我们想做某件事情时，总是以现有的经验出发。如接电话的时候，总是习惯用一边的耳朵去听，因为人们会下意识地去选择已有的习惯去做。习惯让我们保持了身体的某种机制的运行，在这种机制的惯性下，就会不假思索地将事情做完。正如安·格雷贝尔所说："习惯作为一种特殊的形式记忆，保留在大脑中，当触发习惯的绳索一出现，就像枪支被扣动了扳机一样。"习惯的力量让我们按照已有的思维去做事情，就像正在宣布戒酒的人看到酒就会拿起来喝掉一样，虽然他正在努力地戒酒。

习惯的力量是强大的，但是还是可以改变的，一个新的习惯能够取代旧的不良习惯，这需要我们有坚强的意志力和忍耐力。

● 每天改变一点点

习惯一下子全部改掉是很难的，可以选择循序渐进的方法。一天改变一点点，这样对每个人来说不是很难，只要每天改变一点点，时间长了自然就会把坏的习惯改掉，如有酗酒的习惯，每天都选择少喝点，慢慢地离开酒。

● 制订计划

制订一个计划，每天改变多少，要克服什么样的习惯。把计划粘贴在墙上，让自己随时都能看到，这样能增添克服不良习惯的决心。也能受到其他人的监督，在其他人的压力下，改变习惯的意愿就会相对强烈一些。

● 给自己一定的惩罚

对于自己的不良习惯，要下决心改掉。当再犯时，可以选择给自己一定的惩罚。如有酗酒的习惯，当想再次喝酒的时候，可以罚自己写检讨，或者闭门思过等。

NO.3

不敢讲真心话

——害怕得罪人或为了赢得好感

人们通常会在开口时把想要讲的话吞掉一部分，因为他们担心被拒绝，害怕被否定。每个人都觉得自己很独立，可实际上，总是受他人的影响，无法独立思考，不敢讲真心话。为什么人们不敢把自己的真心话说出口呢？

达尔文在给儿子的信中说："每个人都很聪明，聪明到可以成为发明家，但却没能创造出任何东西。"这里说的就是人们缺乏独立思考的能力，总是喜欢顺从群体的意见，丧失独立思考只会抑制人的潜能。

独立思考与人的自信心有关，当代心理学家埃尔文·贾尼斯认为，群体的影响力会导致个体倾向性的增强。一群聪明人在一起，反而会做出一个很糟糕的决定。当人在做判断时总是会参考一些权威人士或者前辈们的意见，他们的意见总是会左右你的想法，这时你就需要用坚定的自信心来分析自己的判断是否正确。自信心是独立思考的基础，社会进步需要人们的独立思考，需要个人独一无二的观念，只有个体的标新立异才能创造出新的奇迹。

生活中，人们会自觉不自觉地以大多数人的意见为标准，形成印象、作出判断，不敢讲真心话，缺乏独立思考的能力，这在一定程度上反映了人们的从众心理。当个人受到大多数人的影响时，就会对自己的想法、行为产生怀疑，随即调整自己，尽量和他人保持一致。生活中，每个人都有不同程度的从众倾向，总是倾向于跟随大多数人的想法或态度，以证明自己并不孤立。说服术和影响力研究权威罗伯特·西奥迪尼提出，多数人都愿意相信，大多数人的意见是正确的。

大胆说出真实想法可以给自己赢得好人缘，心理学家指出，去掉那些多余的掂量，直接表达心意，反而能促进伴侣间的沟通，使双方的关系更为亲密。哥伦比亚大学教授迪安娜·库恩指出："批评一种观点和批评一个人有着本质的不同，与人辩论并不会影响到你的宽容和谨慎。"心智成熟的人会容忍他人的辩论。独立思考会让人魅力四射。

不管工作还是学习，独立思考总能给你带来意想不到的收获，我们要努力克服他人的影响，试着讲出自己的真心话。

● 听听内心的声音

不要惧怕权威，敢于挑战权威，伟人也会犯错。学会与父母或上司平等地交流，不要违心地去附和他人，听听自己内心的声音，问问自己的感觉。

● 别老琢磨别人

学会独立思考，不要把时间浪费在揣测别人的想法上，把精力用于分析自己已经掌握的信息上，想想你的做法是否符合逻辑。

● 敢于说出口

试着练习说"我有一点不同的看法……"或者"你觉得这样……"或者"你有没有考虑到……"把自己的建议说出来。

NO.4

总是迟到
——引起注意或是逃避恐惧

> 你怎么又迟到了，总经理愤怒训斥着刚进门的小张。小张也低着头，很无奈地想着，我为什么总是迟到呢？在睡觉前明明提醒了自己很多次了，为什么总是不管用……

守时的人无论在何时都会守时，他们总是能按照约定的时间到达约会的地点，但是世上还有另外一类人，他们总是迟到，守时对他们来说似乎是一件十分难以办到的事情。无论是在大街上，还是在会场，总是能见到慌慌张张赶过来的人，时间对于他们永远是紧迫的。堵车、遇到意外、记错时间……都成为他们迟到的借口。

为什么有些人总是喜欢迟到呢？心理学家让·皮埃尔·温特认为：迟到者的共同特点就是想引起别人的注意，因为还没有到，别人在这个过程中都会想着自己，这种感觉是美好的，从而感觉似乎自己比别人重要。一般喜欢迟到的人往往都有自恋的倾向，迟到对自恋的人是一种游戏的诱惑。自恋的人总是在期盼着别人想着自己，那么在约会的时候，作为缺失的对象，别人一定是在期盼着自己的到来，这样就达到了自己的目的，成为别人渴望的对象，从而显示出自己高人一等，优越感也就油然而生；而迟到者也会逐步爱上这种感觉，以后就很难做到守时了。

人的恐惧心理也是造成迟到的原因之一。躲避恐惧是人的本能反应，当人们害怕做一件事或者不愿意做时，会很自然的选择避开它。例如，不自信的人出去求职，他们害怕面试被淘汰，从心理上他们不愿意去面试，所以他们就会拖延时间，想逃避可能会出现的"挫败感"。等到不得不走的时候，可能赶到现场时，他们已经迟到了。

有的时候为了显示自己的重要性，显示自己的控制欲，有的人会选择迟到。在中国人的传统观念中，领导者或者重要人物总是最后一个出现。因为，在等待别人的过程中，人会面临一种痛苦或者一种焦虑。只有当等待的人出现时，这种痛苦才会消失。迟到者似乎帮助人们解脱了这种痛苦，这也就向人们展示出了一种权力，只有我才是最重要的。

但不管是何种理由迟到，总是会给人留下不好的影响。那么，如何做一个守时的人呢？

● 了解你迟到的性质

当你迟到的时候，会不安吗，在路上会着急吗？如果你答案是否定的，那么很可能是把迟到看做一种乐趣，当作体现你权力的手段，那么，就要去克服它、消灭它。

● 学会安排时间

为了摆脱迟到，做一个时间表，把这个时间表放到家中最显眼的地方，而且严格按照时间表上的规定去做，不能更改，该做什么的时候就做什么，时间长了，就会形成守时的习惯。

● 请家人朋友帮忙监督

向家人讲明情况，也宣布一下自己的决心，制订详细的计划，请家人朋友在有重要约会时及时监督自己，提醒自己要注意时间，当自己有了一定的进步时，让家人朋友给自己一点鼓励。

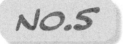

迷 信
——对偶然的恐惧和认识的局限性

> 这件衣服我一定要88元买，出门时一定不能忘了拜菩萨，昨天做的梦好像不太好，要找一个能解梦的人问问，快要高考了，我要去算命先生那里算一算……好像很多人都比较迷信，这是为什么呢？

迷信多指人们对某些事物迷惘，看不到事物的真相，不能进行科学的解释，但又对其深信不疑。迷信始于古代，古时候，人类的认知是有限的，很多自然现象都无法解释，面对未知的空间，人们不自然地就会产生一种恐惧感，慑服于神灵，并对此进行膜拜，习惯传承下来，就形成一种根深蒂固的思想。

迷信源于对偶然的恐惧。人们都有一定的思维定式，可以想象出，由于人认识的局限，当一件事在特定的环境里发生了，又无法解释这一现象，只好和特定环境联系起来，认为是自己触犯了某条天规，而诱发此现象。如晚上做梦的时候梦见自己的牙掉了，结果还没有睡醒的时候，就有人通知你，说你的某个亲人去世了，你就会无意识地将梦见掉牙这件事和自己的亲人去世联系起来。事情过后，你会把你的经验告诉别人，可能别人也有过这样的经历，结果，就会把这种偶然定位成一种必然，所有的人就都开始接受这种思想。

古代人迷信是由于认知的局限，但是现代人有着足够的认知能力，为什么还如此地热衷于迷信活动呢？现在人生活在一个快速发展的社会里，迷信是由于对快速发展的社会没有足够的判别能力，分辨不清事物的本质，因此对某些事物发生了特殊的爱好，也因此沉湎于其中，深信不疑。

另外，由于社会快速的发展，也给人们带来了一定的压力，人们无法化解由压力带来的焦虑，就会把这种焦虑转移，而大多数的焦虑就转化成了迷信，因为迷信和祈祷能让心灵归于平静。也可以这样说，人们越是感到焦虑，就会越迷信。如面对风险，又无法左右这种风险时，难免会产生焦虑，继而就会选择用迷信对抗焦虑。如当爱情遭遇挫折的时候，多数人会去跪拜菩萨，希望菩萨能帮助自己度过磨难，但爱情顺利幸福的人，却很少有人去拜菩萨。

迷信其实是人类社会的产物，是人类想改造世界的一种美好愿望，也是人类的一种智慧。一点点的迷信不会妨碍我们的日常生活，相反还能帮助我们解除心灵上的困惑，但是，一味的迷信，则可能导致神经质的出现。

● 给自己一些安慰

一些小小的迷信不是什么大病，而且也有可能帮你摆脱不必要的困扰，那么就宽恕它，也宽恕自己，不必去在意自己的想法。

● 撕掉迷信的面纱

如果你觉得自己越来越迷信，已经到了无法自拔的地步，什么事情都想着和神灵、天意有关。这时候你就要停下来，反思一下自己，并寻找科学的方法解释已经发生的事情。

● 求助于心理医生

如果迷信到了一定的程度，而且感觉越来越痛苦，一旦停下来，自己就会陷入到巨大的恐慌之中，那么最好求助心理医生，在心理医生的帮助下，尽快摆脱困惑。

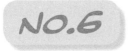

回避死亡
——希望自己永存的心理

随着年纪的增大，亲人们也一个个开始远去；童年里的很多建筑也开始改变了，不见了，甚至是有一部分记忆也已经消失了。丧失，已经成为生活中不可回避的一个事实，伤感在所难免，怎么样才能不为那些"丧失"伤感呢？

丧失是生命之中无法回避的一个事实，而且每天也都在丢失一些东西，有些对我们的生活无关痛痒，也引不起我们的关注，但有些东西却会让我们心痛不已，尤其，是心爱的人的离去，会严重影响我们的生活。

死亡是每个人都要必须经历的。但是当真正面对死亡的时候，内心还是会震惊，充满恐惧感，每个人都是害怕死亡的，尤其是当自己最亲近的人离去，在亲人离去的时候，不仅能感受亲人的消逝，也会突然感觉到自己其实离死亡也很近，意识到自己有一天也是要离开这个世界，这种意识让人们开始担忧，害怕自己也会突然离去。斯宾塞说：世间一切都希望自己永远留下来，人类也一样，这种根深蒂固的思想一直扎根在我们心中，这使得每个人对死亡产生了强烈的恐惧感。因为死亡不仅是生命的消失，还包括自己的记忆、意识等，自己的所有东西在世上不见了。

每个人都知道自己会死，但是每个人都不愿意在心里承认死亡的存在，都在极力回避着死亡。如，当一个人死了，可是人们不会直接说这个人死了，而是说他去了，走了等，人们的潜意识一直对抗着死亡，压抑着死亡焦虑。有人说，我们能感觉到自己的焦虑，但是却不知道这种焦虑是由死亡带来的。如我们信仰宗教、聚敛财富、追逐功名等，这些都隐藏了对死亡的恐惧，因为这些都能让我们"不朽"，是另一种形式的永生。而这些都让自己付出了代价，我们的生命受到限制，内心受到压抑，不能按照自我的生活方式生存，感觉不快乐。因此，我们要勇敢地接受死亡，毫不畏惧地正视死亡，这样我们才能真正地解放自己，享受到生活的快乐。

死亡的确是一件让人感到害怕的事情，面对死亡，我们该如何正确地认识它呢？

● **爱是回击死亡的一种方式**

爱能驱走对死亡的恐惧感，所以，要学会爱自己，爱身边的人，对别人付出爱，也要接受别人的爱，这样才能有效地驱走对死亡的焦虑。

● **死亡是生命的另一种动力**

因为存在死亡，才能有繁衍生命的动力，也因为存在死亡，需要爱，产生了生存的欲望。如果没有死亡，人类内在的动力也会逐渐消失。

● **认真思考死亡**

只有敢于正视死亡的人，才能了解和感受到生命的真谛，也才能体会到生命的美好。认真思考死亡不是消极的表现，而是一种更积极的人生态度，也是探索生命价值的途径。

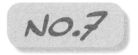

拖 延
——因害怕失败和逃避焦虑而推迟

生活中，人们为什么总是喜欢把今天该做的事拖到明天，尽可能把所有的事情都往后推，直到不得不做的时候，草草将事情做完，结果总是使自己处于被动之中。

"拖延"一词来自拉丁文Procrastinare，意思是推迟或延缓到第二天。在越来越讲究效率的今天，拖延也成为一种病症。越来越多的管理学家和心理学家开始研究拖延这一课题。

人们总是习惯把自己认为不愉快的事、困难的事、或者是难以选择的事推迟到以后去做。一部分心理学家认为，导致人拖延的原因是婴幼儿时期父母不正确的抚养方式。如父母强迫孩子做他不喜欢的事，或是给子女设定了过高的目标等。动力心理学家邦卡和于恩认为，人的害怕心理会促使人出现拖延行为，拖延者可能害怕成功又害怕失败，这种害怕的矛盾心理，使他不得不推迟这个任务。不去完成这个任务就可以避免他人的指责和评论。

行为心理学家则认为，拖延的主要原因是拖延者为了获取奖励和逃避处罚。米兰心理医生康素爱萝认为，拖延者通常会给自己设定一个时间表，他们的时间总是慢于我们日常生活所遵守的时间。总是徘徊于无能为力和无所不能两种感觉之间，对于有困难的事就选取拖延的人生策略，其实也是在逃避焦虑。

米兰心理分析和心理治疗师吉瓦尼另有自己的看法，他认为喜欢拖延的人通常是不自信的人，他们担心依靠自己的力量无法完成任务，所以选择迂回的态度。例如，有些人害怕考不出好成绩而拒绝进考场，这种人就是利用拖延来防止自己失败，避免给他人造成坏印象，但他们的内心是想要追求完美的。

拖延也使惰性滋长，拖延一旦形成习惯，会很容易消磨人的意志，使人逐渐对自己丧失自信心，怀疑自己的能力，目标也会变得遥不可及。有时候，拖延是因为考虑过多造成的。比如，公司准备出台一项新政策，在大会上已经通过，但是经理还在犹豫，一会儿担心上级不同意，一会儿又担心政策无法实施，前怕虎后怕狼，结果拖了一个月才去实行。

总之，拖延会给生活和工作带来很多麻烦，我们应该努力去克服拖延。

● 确立优势，立即行动

当我们在完成这项任务的过程中付出的代价高于完成任务后得到的好处时，往往会表现出拖延行为。但是，如果给自己设定一个重大目标，从理想角度来分析它，就会拿出很大干劲。

● 制作详细的工作计划表

在工作开始之前，最好做一个详细的工作进度表，大致计算出完成任务所需要的时间，同时要考虑到完成工作过程中可能出现的问题或者意外。

● 自我激励

为了改变工作进程，可以不时地给自己适当的奖励，比如，在完成了一项小任务后，听一首美妙的歌曲；在任务有进一步的进展后，可以给自己买个礼物做奖赏。

NO.8

被欺负而不反抗
——反抗无效的挫败感或缺少支持

生活中，有些人总是受人欺负，有吃不尽的亏，受不完的气，总是霉运不断，例如无缘无故地帮朋友背黑锅，替别人收拾烂摊子等。那么，要怎么样才能不受人欺负呢？

精神学家分析，那些时常受人欺负的人通常很享受这种"悲惨命运"。他们不懂得维护自己的利益，没有给自己树立心灵的保护屏。荣格认为，人们通常觉察不到的自我构成了所谓的命运，当人被一个固定类型的问题束缚时，说明他潜意识里已经选择重复这些问题。

有些人面对别人的欺负，选择不反抗，因为这样可以避免反抗无效给自己带来的挫败感，少给自己添麻烦。而有些人喜欢把自己装扮成一副可怜相，利用自己的软弱吸引别人的注意。总之，可怜人自有可怜之处。他们的这种处境与他们成长的家庭环境有关。

再者，这些人可能从小在父母那里获得的支持少。一般情况下，孩子在外边受了委屈或者遭受挫折，回家都会向父母诉说，在父母的安慰和开导下，孩子会勇敢面对挫折，重新树立起挑战困难的勇气和信心。但有的父母采取的方式是打击孩子，例如，训斥他"没出息"，"笨蛋"之类的话。孩子不仅没有从他们那里得到鼓舞，还会在潜意识里承认自己是那样的人，也就失去了与外界对抗的勇气和力量，反而把在外受的气发泄到自己身上。这类人为了寻求心里安慰，通常采用精神治疗法，告诫自己"吃亏是福""退一步海阔天空"，以寻求心理平衡。

另外还有一种情况是，父母自身的安全感比较低，他们把自己对外界的不良印象投射到了孩子身上。久而久之，造成了孩子对他人强烈的依赖感，使孩子对外界充满了恐惧，变得唯唯诺诺，自然，也就会成为别人欺负的对象。

人生来就是平等的，都有资格过更好的生活，每个人都应该捍卫自己的权利，对自己负责，摆脱受人欺负的处境。

● 调节你的情绪

人与人的性格存在着巨大差异，有些人表现得强一些，有些人弱一些，但是示弱的时间长短要把握有度，不能让对方体会到欺负的乐趣。要懂得适当调节自己的情绪，尽快保持平和的心态，不要当受气包。

● 加强气势

当双方沟通时，不要被对方的气势吓倒，首先在心理上不能输给对方，并不断增强你的气势，争取取得和对方平等对话的机会。

● 变劣势为优势

你性格中的弱点有时候恰恰也是你的优点。这个世界是公平的，欺负你的人通常是个别人，而帮助你的人往往会有很多，你在完善自己的同时，可以得到更多人的帮助。

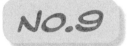

自 虐
——体验痛苦和自我惩罚

> 看到刀尖扎到自己的胳膊上，不但没有感觉到肉体的疼痛，反而在心理上有一种解脱的快感；看到血液不断地流出来，心理的愉悦感却也会油然而生……这到底是出于一种什么样的心理呢？

人在愤怒或重压的情况下，都需要发泄自己内心的不满或者不安，有的人是把自己的痛苦发泄给别人，如向朋友、家人发火等，有的人则是将痛苦转向自己，通过伤害自己的身体来减轻内心的痛苦，获得心灵的解脱。如有的上班族感觉自己的压力过大，一部分人就会用小刀或者尖利的物品，割自己的手臂等；甚至有的人失恋后会将自己的双乳割下，而且在割的过程中丝毫没有痛的感觉。通过自虐的方式，将自己的痛苦释放掉，而且在自虐的过程中，他们会感觉轻松、痛快。

心理学研究表明，人在愤怒或做错事时，本能反应就是自己去体验一下痛苦。通过对身体的伤害，让自己产生痛觉，借此来表示自己对此事的懊悔，平复自己心中的无奈，从而达到解脱自己心灵的目的。身体上的痛苦有的时候能淡化烦恼的心，正如耶稣要钉在十字架上，流完了血，他的灵魂才能进入天堂。后来，心理学家以此发明了一种躯体疗法，就是通过拍打敲击自己的躯干，使自己的身体产生疼痛，从而唤起我们内心的知觉。

现实生活中，当心灵陷入到某种烦恼之中不能自拔时，有人就会通过刀割、针刺、痛打自己来惩罚自己，让身体上的痛代替灵魂的痛，如果只是轻度地让自己的身体痛一痛就化解了所有的烦恼，这种方法也未尝不可。但是过度对自己进行伤害，就是一种不正常的心理了。这不但不能释放自己的愤怒、压力、烦恼，还会给自己的身体造成更多的伤害，甚至使自己致残，留下终生的遗憾，如失恋后割掉双乳的女孩，她的心灵伤痛可能会随着时间的推移而自愈，但身体上的伤残，是一辈子都无法回避的。

人人都有自虐的心理，如愤怒懊悔的时候会揪自己头发，把自己的拳头挥向墙壁等。有自虐倾向和自虐心理并不可怕，也不要为此封闭、责怪自己，要正确调节。当这种自虐倾向较为严重时，要及时就医，不要讳疾忌医。

● 相信一切都会过去的

有自虐倾向的人，往往会陷入到某种困境之中不能自拔，看不到未来和希望。其实，生活是充满希望的，一切都会过去的，不必太在意过去，给自己一个目标，走过去前面就是晴天。

● 多爱自己一点，自信一点

如果连自己都不爱自己了，那别人更不会爱你了。所以，一定要学会爱自己，而且也要学会自信，相信自己不比别人差，努力做好自己想做的事，不要太在意别人的看法。

● 保持平和的心态

想要摆脱自虐的困扰，首先要保持一种平和的心态，尽可能用理智和冷静的心态看待客观事物，用一种平常的心态来处理日常生活中的一些事物，一颗平常心胜过千种药。

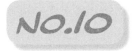

害怕黑夜
——对死亡和分离的恐惧

我对黑暗有一种特殊的恐惧感，晚上不敢一个人在家，甚至不敢自己上厕所，总觉得身后跟着什么东西，即使老公就在身边，对黑暗还是充满了恐惧，我不知道怎么才能不怕黑呢？

怕黑是对恐惧的一种特殊的心理体验。有些人对这种心理体验很深刻，黑夜来临的时候，他们就会有一种莫名其妙的紧张感，他们需要24小时都见到光，晚上一定要开着灯才能睡着。对黑暗的恐惧是不分男女的，如果问他们到底在怕什么，他们也说不清楚。

心理专家指出，害怕黑暗的人可能是害怕标准的缺失。路易·维拉说："害怕自己面对毫无征兆的意外手足无措，失去理智。如果魔鬼真出现了怎么办？如果缺乏理性的事忽然闯进了现实，他们熟知的一切规则和条理都不起作用了怎么办？正是这种对失去控制的害怕引起了焦虑。"他们害怕黑暗，其实是惧怕自己不能对付突然而来的事件，对黑暗异常的警惕，觉得黑暗中隐藏着巨大的恐惧感，黑暗夺走了他们对恐惧的标准。黑夜使他们要正视自己的感觉，也就是正视在黑夜之中出现的妖魔鬼怪，此时，内心的恐惧是无处可藏的，因此，会变得焦虑，害怕黑夜的来临。

内心的极度空虚也引发了人们对黑暗的恐惧。有人说："黑夜来临的时候，也就是妈妈离开孩子的时候。"黑夜的来临意味着孩子和母亲要分离了，妈妈的爱不见了，有一部分孩子知道妈妈是去了另一个房子，知道妈妈会在明天出现，也便安心睡觉了。但是如果父母和自己的孩子关系过于疏远或者过于亲密的话，孩子对这种分离就会产生一种恐惧感，不知道妈妈去哪里了，突然的分离让孩子内心充满焦虑，妈妈不知道孩子有这样的心理，不能及时地给孩子传递内在的安全，而这种安全是对抗孤独和黑暗所必需的。这样，孩子就会感觉到黑夜夺走了他们的一切，对黑暗就会产生一种恐惧。

黑夜是客观的，对黑夜的惧怕，其实是对死亡和分离的惧怕。面对黑夜，只要调适好自己的心态，我们才能找回那份丢失了的安全感的。

● 情景再现

如果你对黑夜感到恐惧。为了消除这种恐惧，可以运用一种情景再现法，可以让家人陪你在黑暗中待一会儿，然后让家人离开，自己置身黑暗之中，尽情地想象着那些恐惧的事情，当这种体验过后，可能就会不害怕黑夜了。

● 慢慢征服黑暗

先让自己置身于半明半暗的环境中，做几次深呼吸，然后想着怕什么呢，什么都不可能出现的，慢慢练习，逐步加深黑暗度，一点点地适应。

● 分析自我

想一想是否是童年的经历，有什么事情导致你害怕黑暗，从什么时候开始对黑暗感到恐惧，在这之前是怎么样的。找出自己害怕黑暗的症结，这样治疗对黑暗的恐惧有积极的作用。

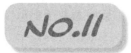

厌 食
——表示反抗和引起注意

> 我吃饭的时候特别挑剔，总是喜欢挑肥拣瘦的，每一次都不想吃饭。而我的另一个同学，最喜欢的事情就是吃，对一些东西总是吃不够。为什么我不能像他一样对食物充满兴趣呢？

食物为我们的身体提供了热量和能量，使我们身体正常运行，并保持健康的状态。吃饭应该是人生中比较享受的一件事，但是有的人却拒绝接受享受，拒绝吃饭，她们宁愿让自己的身体处于饥饿的状态，而且尤其是青春期女孩越来越多地挣扎在厌食症之中。我们把孩子偏食、厌食这一现象称之为进食障碍。

厌食、偏食不仅仅是生理问题，也是心理问题。亲子关系往往是影响进食障碍的因素之一。父母对孩子过度约束，处处限制孩子或者对孩子过度保护，使孩子时时处于父母掌控之下，孩子唯一能自己说了算的只有吃饭这件事。为了反抗父母，孩子就会选择拒绝进食。在孩子的心里是讨厌父母的，他们不想长成像父母那样的人，也就是说不想让自己长大，而选择不吃饭是一种拒绝长大的途径，因此，孩子们大多采取拒绝进食的方式，来完成自己的心愿。此外，有些父母太忙碌，不能给孩子足够的关心，而这种关心是孩子成长所必需的，因此，父母为弥补对孩子缺失的关心，就会给孩子买太多食品，用食物安慰他们，然而孩子本来想得到的是心理上的关心，不是食物，因此，就会对食物表示反感，用拒绝进食以引起妈妈们的关心。

同时，调查研究表明，进食障碍多发生在青春期的女孩身上。青春期是一个复杂的心理阶段，也是一个追求美丽的阶段。青春期的女孩觉得美丽只有一个，那就是瘦，一瘦再瘦……拒绝进食是手段之一。北大医院心理学专家丛中说："厌食症患者一个值得注意的人格特质是极端完美主义。"因此，女孩们不断给自己制定新的目标，这些孩子不光要自己学习好，而且在各个方面都要突出，尤其在体型方面更是不能落后别人，瘦成了生命之中的唯一目的，因此，为了实现此目的，盲目节食也就不足为怪了。

厌食、偏食对孩子的健康会造成很大的影响，厌食改变着女孩们的体型，也改变了女孩们的生活轨迹。

● 女孩富着养

女孩要富着养，这个富是指要给女孩足够的关爱和照顾，女孩的心是柔弱的，在女孩小的时候，父母要对女孩提供出富足的爱，让女孩感受到生活的幸福，在这种环境下长大的孩子进食障碍会相对少一些。

● 美丽的不仅是身体

一些女孩觉得只有瘦才是唯一的美丽，于是拼命节食。其实，这是一种价值观的错误，美丽的不仅是瘦身，健康也是一种美丽，健康的体魄，充实的生活，幸福的感觉，这才是人生的真谛。

● 积极的心理治疗

如果孩子实在对食物不感兴趣，那么家长就要带孩子进行心理治疗，帮助孩子找出症结所在，心理医生能给你的孩子提供必要的帮助，积极的心理治疗对孩子是有利无害的，毕竟身体是革命的本钱。

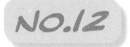

酗 酒
——自我麻醉和回避自我的懦弱

很多人觉得生活中没有酒就像少了一些什么，如果哪天不能喝上几口，必定浑身不舒服。其实他们也想离开酒，但欲罢不能。难道酒的吸引力真的有这么大吗？

酒文化自古以来就是中国传统文化必不可少的一部分。李白斗酒诗百篇、刘伶饮酒成瘾等，可以说，中国文化处处都渗透着酒的气息。不可否认，饮酒也是正常生活中的一部分，例如亲朋聚会，为了活跃聚会的气氛，酒是必不可少的。适当的饮酒对身体不但无害，反而有利，但如果饮酒过度，不但会影响正常的生活和工作，还会给身心带来很大的伤害。

酗酒是人们难以克制的一种心理状态。酗酒并不是以一次能喝多少酒而言的，主要是看饮酒者对酒的依赖程度。如果饮酒者有强烈的饮酒欲望，看到酒以后会情不自禁地豪饮，对酒的诱惑已经失去了抵抗力，这就可以称其为酗酒。一般而言，酗酒者不可一日无酒，一旦停止，就会感到全身酸软，如同一堆烂泥。

造成酗酒的原因有很多种，有生理上的需要，也有心理上的需要。酒精的主要成分是乙醇，乙醇有促进氧化碳酸酶的作用，而人体的细胞代谢又和这种酶有直接的关系。当乙醇的浓度增加时，就加速了氧化能量的代谢过程，使人的精神格外兴奋，大大增强了愉悦感和快乐的情绪。久而久之，人的身体就自动接受了这种兴奋度，形成习惯，对酒精也形成了一种依赖，一旦中断便会出现不适应的感觉。

另外，人在寂寞落魄的时候也会选择饮酒，他们觉得酒醉之后就可以摆脱一切。而且人在饮酒的时候，会很兴奋，这个时候他们就会觉得自己很强大，如此一来，会重新找回失去的信心。因此，一旦停止饮酒，他们就会回到那个"矮小"的自我，为了摆脱这个矮小的自我，在自觉不自觉间，他们便对酒产生了依赖。

但是酗酒不仅会给生活和工作带来很大程度上的不便，也会严重影响身心健康。但要想让酗酒者停下来，并不是一件简单的事情，最好的办法是酗酒者本身不想再饮酒，这就需要家人主动去帮助他们克服这种心理。在帮助他们时，不要让酗酒者感觉自己就是在酗酒，而是要积极地和他们沟通，理解他们，让他们自己在心理上彻底摆脱对酒的依赖。

● 减少酗酒者和酒接触的机会

想要摆脱对酒的依恋，首先就要远离酒，主动回避和酒有关的因素，如在戒酒期间，尽量少和朋友聚会等。

● 给予戒酒者足够的支持与信心

家人的支持是戒酒者一种无形的动力，它能增强戒酒者战胜酒的信心，当戒酒者意志不坚定时，不要过多地责备他，应该给他更多的关心，及时和他沟通，帮助他树立足够的信心。

● 坚强的意志力

想要彻底改掉酒的吸引，需要坚强的意志力。当酒瘾发作时，要告诫自己一定要坚持，可以听听音乐，看看电视，出去运动运动，适当转移注意力，时间一长，就会慢慢脱离酒的诱惑。

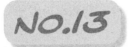

泄 密
——吸引别人的注意，获得存在感

好朋友告诉我，她在一次醉酒后，做了对不起老公的事，让我无论如何不能跟别人说。可我实在是忍不住，很想告诉某个人，我不知道怎么才能管住自己的嘴巴？

每个人内心都有秘密。哈佛大学的心理学教授丹尼尔·魏格纳曾说："除非你有一个秘密，否则你就不会有自己。"

英国文学家奥斯卡·王尔德说道："最常见的事物，只有当你把它藏起来的时候才会叫人高兴。" 心理学家认为，保守秘密的能力居于一个人心理健康发展的最中心位置，保守秘密的本事能加强一个人的吸引力。

朋友对你说出自己的秘密，是出于对你的信任，同时也是在发泄自己的苦闷。如果你把朋友的秘密说了出去，就等于辜负了朋友对你的信任，这样岂不是对不起朋友。

心理分析师、哲学家尼克尔·普里厄说："把别人托付给自己的秘密到处乱说的人，实际上是对别人的目光过分在意的人。把别人的秘密泄露出去，引起听者的注意，在一瞬间泄密者会获得一种存在感。秘密带给他特权。为了行使这种权利，他准备为此付出代价——失去信任，受到朋友和同事的怀疑……无论怎样，只要让他能够享受片刻的存在感。"

假如你不能克制自己，承诺了要保守秘密，但又想把秘密与人分享，那就问问自己，为何要选择与这个人分享呢？把自己当成他，猜想他们对你的秘密会如何做？怎么来摆脱你的秘密带给他的负担？你已经准备好为得到你希望的放松，要冒着自己的秘密被说出去的危险了吗？你为何不能选择沉默呢？

● 拒绝聆听别人的秘密

假如你没有足够的自信能保守秘密，那就在你听到这个秘密之前拒绝它。或许这样会使那个想对你说出秘密的人感到莫名其妙，但他日后会感激你的坦率。因为你承认自己不能替人保守住秘密，就不用再为此负责。

● 想象泄密后的结果

当你得知一个秘密后，在与人分享之前，想象一下泄露秘密后的结果是什么。你最好先衡量一下泄密得到的好处与坏处。好处就是放下秘密带给你的压力，会使你一时得到轻松；坏处会使你失去朋友的信任，甚至失去友情，以及落得大嘴巴的坏名声。权衡利弊，你就知道该管好自己的大嘴巴了。

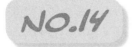

轻易动摇

——寻求认同和对自己的判断力的怀疑

> 你是否有过这样的体会，和朋友一起出去购物，自己原本相中一样东西，可是朋友的几句话就会让你动摇，最终推翻了自己的决定。事后，又感觉自己很没主见……

生活中有一些人无论做什么决定，别人的一番话总会让他动摇，最后做出的决定远离了自己的初衷。结果懊恼不已，认为自己很没用，没主见。其实这是心理学上的一种现象——从众效应。当人在做决定时，本能地要寻求他人的认同，如果与他人的观点一致，那说明自己的决定是正确的，自己并不是孤立存在的。如果与他人的意见不同，就会对自己原先的决定有所怀疑，怀疑自己对事物的判断存在着偏差。于是，他人的几句话就会使自己动摇，最终听从他人的建议，改变决定。决定一改，内心又会产生一种失落感，感觉自己没有听从自己内心的声音。就像买股票一样，专家的意见往往会左右很多的人的想法。

有些心理学家认为，不喜欢做决定的人往往是真正聪明的人，他们善于利用他人的决定来实现自己的目的。如果自己做了决定，很容易被它束缚，而且要遵循决定的规则，甚至要承担失败带来的压力。采用别人的决定，可以让自己处于相对自由的位置，不需要承担过多的压力，反而可以轻松享受他人决定带来的好成果。如果决定带来的是坏成果，那么聪明人完全可以很快脱身，避免给自己带来不良影响。

心理学上说，成熟的人应该有做决定的能力，但是做了决定不一定就要坚持。做决定的能力既包括自己对事物的辨别能力，又包括决定的合理性。所做的决定应该适应时代的发展和变化，要能经得起时间的考验。而容易动摇的人，总是片面地认为他人的不同意见是对自己的否定，难以冲破这一心理限制。

不同人对待决定的态度不同，笨人只会做出愚蠢的决定并傻傻地坚持。聪明的人通常不做愚蠢的决定，即使做了，他也不会坚持。狡猾的人总是在愚蠢的决定和聪明的决定之间徘徊，他会适时地选择对自己有利的决定，从中获取自己想要的利益。不管你是何种人，在生活和学习中你都应该有自己的准则，不能人云亦云，否则，人就失去了个性，失去了自我，一个没有个性和特色的人，也就没有创造力。

● 给自己设定一个目标

这里所说的目标包括生活目标和工作目标，在目标的指引下，作出合乎实际的决定。当然在做决定之前，还需要考虑清楚它给你带来的长期效应，做到心中有数。

● 培养坚定的意志

坚定的意志力可以帮助你完成一项自认为不可能完成的艰难任务。意志力的培养可以从做一个小决定开始，做了决定然后照着规则坚定地执行下去。

● 提高辨别是非的能力

人在做决定之前，总会考虑诸多因素，其中最重要的一项就是辨别是非的能力，它关系到你的决定合理与否。易动摇的人往往缺乏对是非的辨别能力，提高辨别是非的能力有助于人做出合理决定。

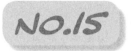

害怕交往
——因缺少心理依托而惧怕交流

> 当和别人接触的时候，只要别人稍有点不高兴或者别的什么，我就会接受这种暗示，开始回忆谈话的内容，看看是自己哪一句话说错了，因此，每一次和别人谈话都会让我感到身心疲惫，怎么才能摆脱这种思想呢？

害怕与别人交流是人类的一种天性。成功学家卡耐基曾说过："世界上没有一点都不胆怯、害羞和脸红的人，包括我自己。人人都有，只是程度不同、持续的时间长短不同而已。"可以这么说，在人类的骨子里就对交流有一种恐惧心理。

著名心理学家李子勋认为：社交原则的缺乏导致人们害怕交流，也导致人们容易在交流中接受他人的暗示。正是因为没有原则，所以心理也就没有了依托，在失去原则的基础上，人就容易接受别人的思想，在别人的暗示下，自己的思想就会受到影响。如果容易受别人暗示的人能够建立自己的交流原则，按原则交流，那么很可能受到别人暗示的影响就会少很多。我们可以建立这样两个原则。一是只要快乐就好，和别人交流主要是获取内心的快乐，主动和他人分享自己的快乐，也能分享别人的快乐。二是问心无愧原则，不求人人如意，但求问心无愧，你不可能让所有人都满意，坚持这一原则，你在交流中就不会有太多的负担，那么你在交流中的种种担心就会减轻。

容易接受别人的暗示，实则多半是受到自我的暗示。人是最容易接受自我暗示的。一个没有强烈的主观愿望的人，最容易受他人思想左右，他们自己都不知道自己的内心到底是什么样的，有什么需求，当别人给出一种观点，别人说这种观点是有利的，可能你也就会感觉到这种观点就是对自己有利的，即使这种观点根本就不适合你，但是你还是会从心理上接受这种观点。比如下雨的时候，你明明带着雨伞，但是看到别人往前跑，你也就会不假思索地跟上去。

有问题就会有解决的方法，当然，交流也不例外，那么怎么才能解除这种害怕交流的心理呢？

● 建立原则

人一定要学会建立自己的原则。原则对任何事情都是有效的。建立自己的原则，按照原则行事，那么就能减少别人对自己的暗示性，也就降低对交流的恐惧。

● 无所谓的心理

对于别人言语和行为，不要抱着深究的态度，把它们都看做一种正常的沟通，以一种无所谓的心态和别人进行交流，这样可以减轻交流的心理负担，使交流变得自然、愉悦。

● 正确看待交流

交流是一种情绪的表达，不要把交流强加上功利的目的。不要在交流的过程中，总想着自己在这方面不擅长，人家说的都是有道理的，不能反驳他。这样对交流其实是一种扭曲。